陈飞松 图说
养好脾胃人不老

陈飞松 主编

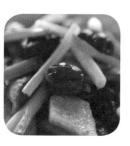 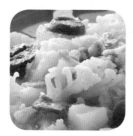 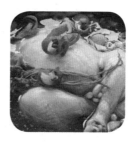 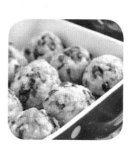

江苏凤凰科学技术出版社
·南京·

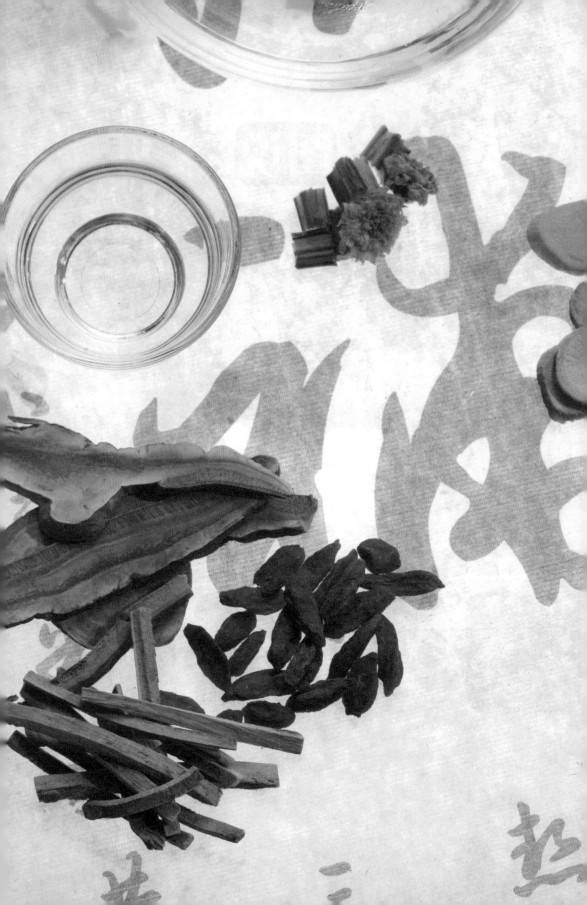

脾胃若安好，健康便常在
——养好脾胃就是养生固本

常听到有人说："脾胃不好，吃什么都不好消化，夜里还常常睡不着。"《黄帝内经·素问·灵兰秘典论》说："脾胃者，仓廪之官，五味出焉。"意思就是说脾胃有接受和消化食物的功能，它们是主管粮食的"官员"，食物中的营养都是由脾胃加工并且输送到全身各处，并促使食物发挥作用。每个人从出生的那天起，以后的成长、学习、工作、娱乐等都需要人量的能量，而这些能量皆需通过饮食吸收而来，但是饮食必须要由脾和胃共同工作才能正常地转化为气血能量。可以说，脾胃担负着一生的能量来源，守护着生命健康。

从现代医学的角度看来，脾和胃只是两个器官，即脾脏和胃脏。但从中医角度来看，二者代表着一个完善的功能系统（包括现代医学中的消化系统和免疫系统），脾为五脏之一，胃为六腑之一，二者通过经脉络属而构成表里关系。脾胃的主要生理功能是：脾主运化水谷精微，胃主受纳水谷；脾主升清，胃主降浊。二者通过受纳、运化、升降，以化生气血津液而奉养周身，因此脾胃还被称为"生化之源""后天之本"。

古人还认为"脾胃乃伤，百病由生"，脾胃虚弱、元气不足也是内患疾病的主要原因，因此养好脾胃还是少生病、不生病以及病后很快康复痊愈的健康基础。

如果一个人长期疏忽于饮食调节、睡眠休息，而且过食肥腻、暴饮暴食、忧思过度、缺乏锻炼时，就很容易引起脾胃受伤，导致食欲不振、消化不良、便秘、胃痛、反酸、脾胃不适且容易衰老等症状。

倘若您现在开始关注自己或者家人的脾胃健康了，那么，请翻阅这本书吧。权威的专家团队将指导您从饮食、中药、经络、情绪、运动等多方面，细致科学地调养脾胃，让健康慢慢回到您的身边。

我们在此特别制作了阅读导航这一单元，对于全书各章节的部分功能、特点等作一大概说明，这必然会大大提高读者阅读本书的效率。

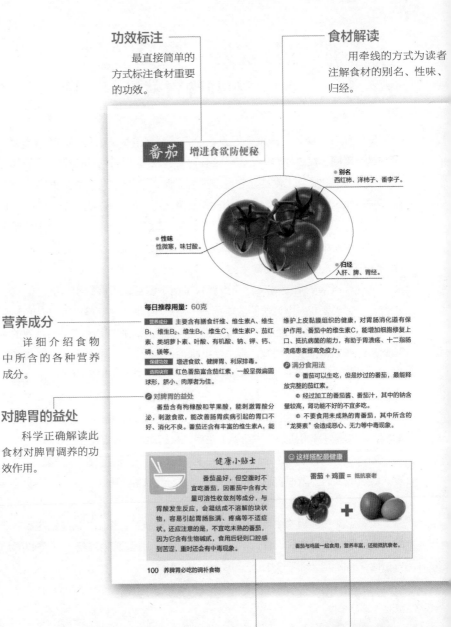

阅读导航

功效标注
最直接简单的方式标注食材重要的功效。

食材解读
用牵线的方式为读者注解食材的别名、性味、归经。

番茄 增进食欲防便秘

● 别名
西红柿、洋柿子、番李子。

● 性味
性微寒，味甘酸。

● 归经
入肝、脾、胃经。

每日推荐用量： 60克

营养成分 主要含有膳食纤维、维生素A、维生素B₁、维生素B₂、维生素B₆、维生素C、维生素P、番茄红素、类胡萝卜素、叶酸、有机酸、钠、钾、钙、磷、镁等。

保健功效 增进食欲、健脾胃、利尿排毒。

选购贮藏 红色番茄富含茄红素，一般呈微扁圆球形，脐小、肉厚者为佳。

🍃 **对脾胃的益处**
番茄含有枸橼酸和苹果酸，能刺激胃酸分泌，刺激食欲，能改善肠胃疾病引起的胃口不好、消化不良。番茄还含有丰富的维生素A，能

维护上皮黏膜组织的健康，对胃肠消化道有保护作用。番茄中的维生素C，能增加细胞修复上口、抵抗病菌的能力，有助于胃溃疡、十二指肠溃疡患者提高免疫力。

🍃 **满分食用法**
◎ 番茄可以生吃，但是炒过的番茄，最能释放完整的茄红素。
◎ 经过加工的番茄酱、番茄汁，其中的钠含量较高，肾功能不好的不宜多吃。
◎ 不要食用未成熟的青番茄，其中所含的"龙葵素"会造成恶心、无力等中毒现象。

营养成分
详细介绍食物中所含的各种营养成分。

对脾胃的益处
科学正确解读此食材对脾胃调养的功效作用。

健康小贴士
番茄虽好，但空腹时不宜吃番茄，因番茄中含有大量可溶性收敛剂等成分，与胃酸发生反应，会凝结成不溶解的块状物，容易引起胃肠胀满、疼痛等不适症状。还应注意的是，不宜吃未熟的番茄，因为含有生物碱式，食用后轻则口腔感到苦涩，重时还会有中毒现象。

😊 **这样搭配最健康**
番茄 + 鸡蛋 = 抵抗衰老

番茄与鸡蛋一起食用，营养丰富，还能抵抗衰老。

健康小贴士
介绍食物选购、储存、食用、清洗等方面的科学知识和小技巧等。

这样搭配最健康
从食物宜忌的角度，给读者最健康的搭配推荐，吃对不吃错。

健脾胃私房菜

每个食材均配有健脾益胃的菜谱，精美的图片，以供读者自己烹制食用。

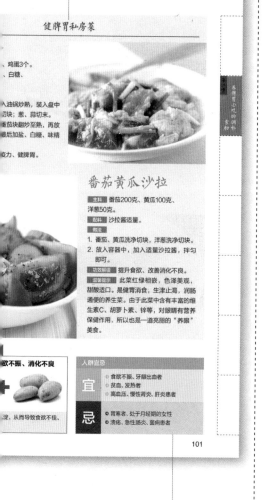

健脾胃私房菜

鸡蛋3个。
白糖、

油锅炒熟，装入盘中
切块。葱、蒜切末。
番茄块翻炒至熟，再放
最后加盐、白糖、味精
力、健脾胃。

番茄黄瓜沙拉

主料 番茄200克、黄瓜100克、洋葱50克。

配料 沙拉酱适量。

做法

1. 番茄、黄瓜洗净切块，洋葱洗净切块。
2. 放入容器中，加入适量沙拉酱，拌匀即可。

功效解读 提升食欲、改善消化不良。

温馨提示 此菜红绿相间，色泽美观，甜酸适口。是健胃消食，生津止渴，润肠通便的养生菜。由于此菜中含有丰富的维生素C、胡萝卜素、锌等，对眼睛有营养保健作用，所以也是一道亮丽的"养眼"美食。

欲不振、消化不良

人群宜忌

宜
- 食欲不振、牙龈出血者
- 贫血、发热者
- 高血压、慢性肾炎、肝炎患者

忌
- 胃寒者、处于月经期的女性
- 溃疡、急性肠炎、菌痢患者

101

样搭配易生病

指出不健康、不科学错误搭配，防止引起适症状。

人群宜忌

详细介绍此食材相宜、相忌的人群。

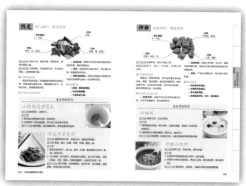

16味保健脾胃的中草药

本章详细解读调理脾胃的16味中草药，包括中药的功效、服用禁忌、适用人群、养生药膳及药饮等。

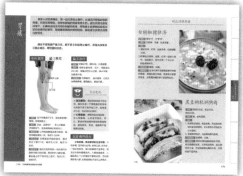

12种脾胃失调症状调理

本章介绍常见12种脾胃失调症状的调理方案，包括穴位按摩、刮痧、药浴、便方、饮食指南、对症调理药膳等。

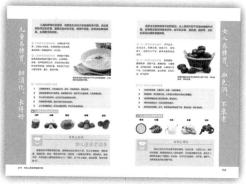

不同人群养好脾胃方案

共介绍了6类最需要调理脾胃的人群，解读不同人群脾胃虚的原因，提出对应的调理指导、推荐食材，还有"专家这样说"小栏目。

消化不良
脾胃对症食疗推荐

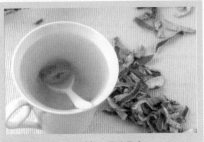

山楂陈皮理胃茶　P154
消食降脂

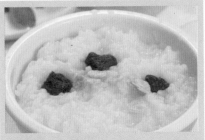

神曲粥　P155
消食健胃

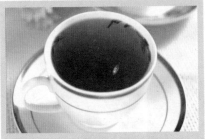

麦芽山楂饮　P160
消食健胃

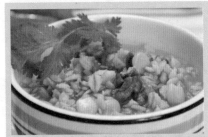

鸡内金核桃燕麦粥　P167
和胃消食

食欲不振
脾胃对症食疗推荐

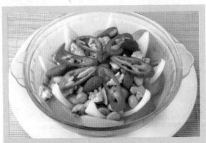

花生米拌杏仁　P147
养胃醒脾，滑肠润燥

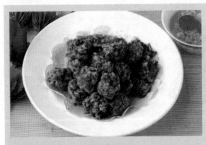

飘香韭菜丸　P109
提升食欲，强化脾胃

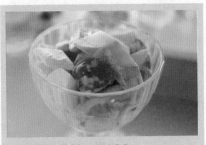

苹果芹菜沙拉　P123
通便，清毒，有利脾胃

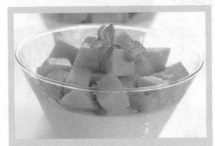

芒果甜点　P129
清口开胃

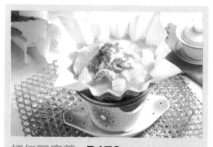

虾仁豆腐羹　P173
调理肠胃，补中益气

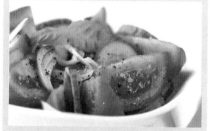

番茄黄瓜沙拉　P101
提升食欲、改善消化不良

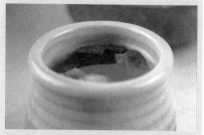

藿香豆蔻茶　P166
行气消滞

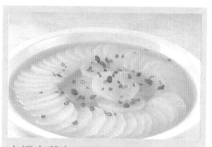

上汤白萝卜　P113
顺气，健脾胃

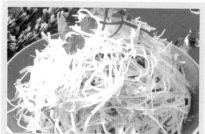

凉拌白萝卜丝　P113
爽口开胃，助消化

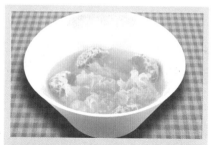

银耳橘子汤　P125
滋阴，养胃

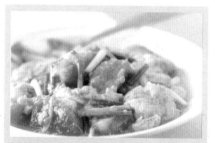

番茄炒蛋　P101
提升免疫力，健脾胃

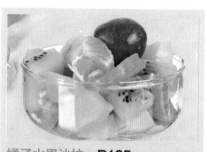

橘子水果沙拉　P125
顺气，健脾胃

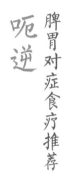

胃痛

脾胃对症食疗推荐

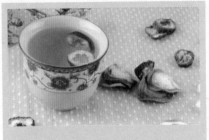

山楂迷迭香茶　**P158**

健胃提神

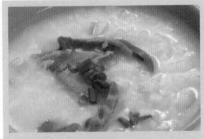

生姜猪肚粥　**P156**

补虚开胃，助阳健脾

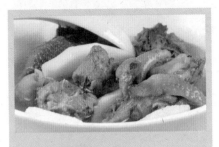

山药炖鹅肉　**P89**

补身益气，调和脾胃

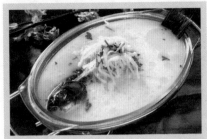

萝卜丝鲫鱼汤　**P79**

助消化，祛湿健脾

胃酸

脾胃对症食疗推荐

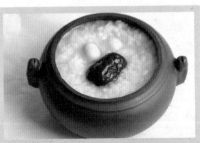

红枣莲子糯米粥　**P141**

安中益气，养脾胃

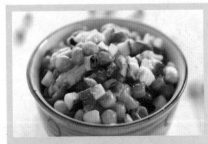

豌豆炒肉丁　**P105**

增强体力，提升免疫力

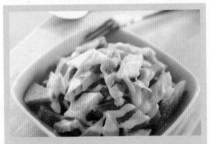

西瓜火腿沙拉　**P75**

清口开胃，促进消化

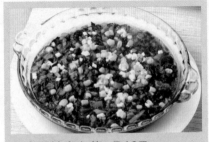

玉米香炒空心菜　**P187**

补充维生素，促进肠胃蠕动

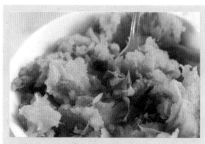

香甜红薯泥　P143

有益肠胃，防便秘

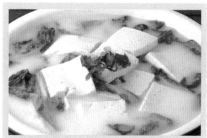

白菜豆腐汤　P103

降脾胃火气，减肥瘦身

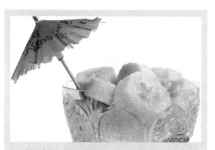

香蕉沙拉　P127

降压，开胃，润燥

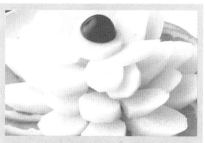

芋头拌橙片　P117

健脾消食

脾胃对症食疗推荐　**便秘**

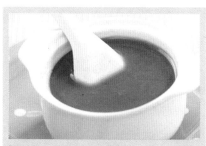

薏米红豆米糊　P57

健脾胃，消水肿

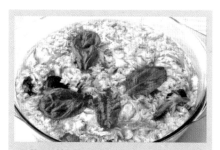

香菇蛋花汤　P119

顺肠理胃，改善脾虚

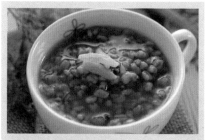

小麦粥　P55

健脾胃，养心神

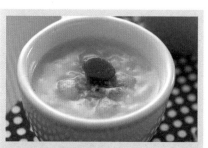

乌鸡糯米粥　P53

温中健脾，温补劳虚

脾胃对症食疗推荐　**腹泻**

脾虚 脾胃对症食疗推荐

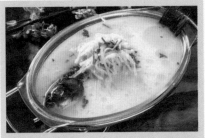

萝卜丝鲫鱼汤　P79

助消化，祛湿健脾

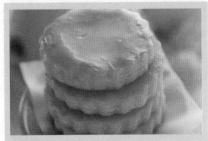

香甜玉米饼　P59

调中气，健脾胃

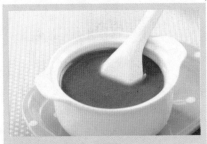

薏米红豆米糊　P57

健脾胃，消水肿

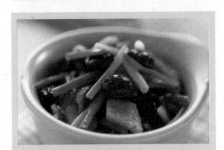

山药烩香菇　P89

健脾益气，排毒清热

胃寒 脾胃对症食疗推荐

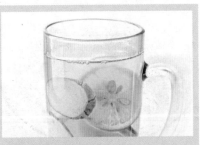

柠檬生姜茶　P151

清口气，暖脾胃

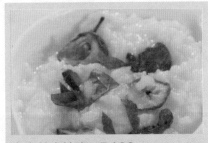

高良姜山楂粥　P168

顺气活血，暖胃健脾

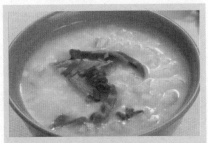

生姜猪肚粥　P156

补虚开胃，助阳健脾

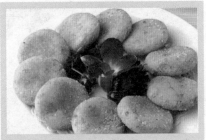

香煎豆沙南瓜饼　P91

健脾润肺，促进消化

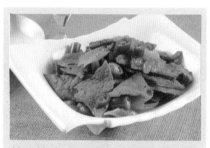

苦瓜炒猪肝　P99

清除胃火，生津止渴

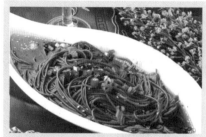

凉拌荞麦面　P61

清热去火，提升食欲

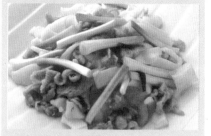

茭白炒毛豆　P95

养胃清火，促进消化

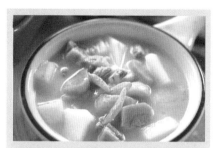

白鸭冬瓜汤　P71

祛湿利水，补养脾胃

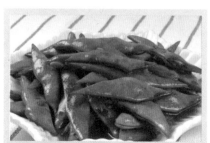

多味扁豆　P107

开胃健脾，提振食欲

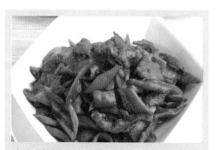

青红椒炒牛肉　P65

提升食欲，补养脾胃

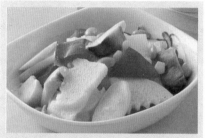

鸡内金山药炒甜椒　P167

补气健脾，开胃消食

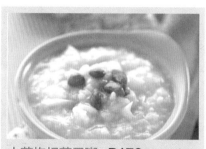

山药枸杞莲子粥　P179

补脾益气，健胃止泻

目录 | Contents

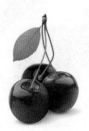

第一章

了解中医所讲的脾胃

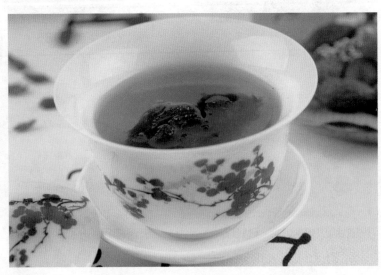

養脾胃必吃的調補食物

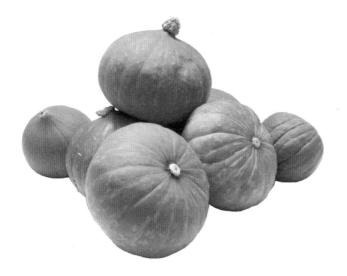

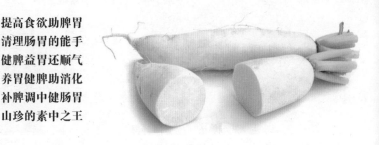

水果类

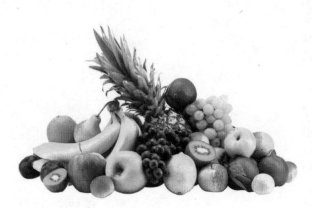

其他类

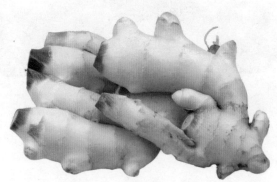

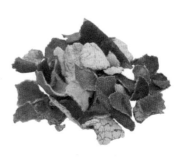

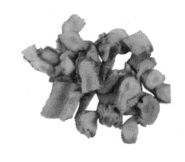

16味保健脾胃的中草药

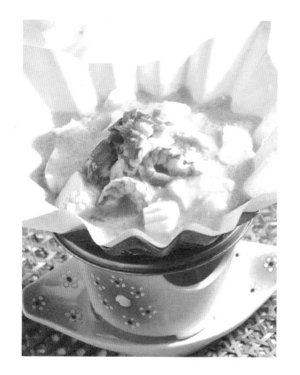

12种脾胃失调症状调理

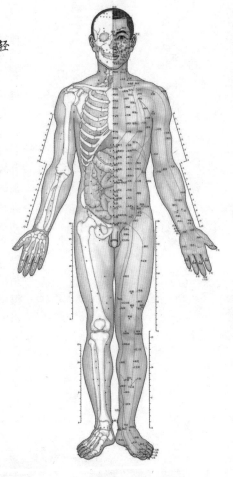

经络运动调养脾胃战略

不同人群调养脾胃方案

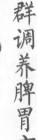

春夏秋冬、调养脾胃指南

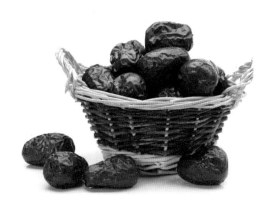

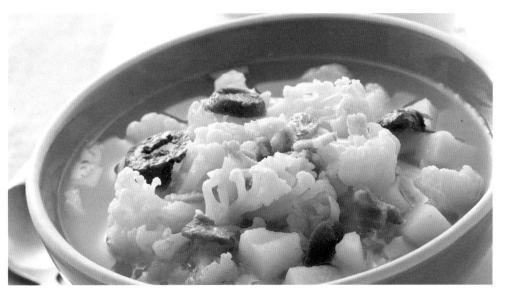

测一测你的脾胃是否健康

如果有10个人去看中医，估计得有六七个被诊断出脾胃有问题。现在教大家测测自己的脾胃是否健康。

☐ 1.你是否整天伏案工作，运动量极少，身体虚胖？

☐ 2.你是否经常感到精神不好，经常失眠，睡眠时间不充足？

☐ 3.你是否经常熬夜或者加班，压力较大，看起来比实际年龄老？

☐ 4.你是否经常不吃早餐，偏爱辛辣厚味，或者经常吃得狼吞虎咽？

☐ 5.你是否鼻翼发红，还伴有容易饿、牙龈肿痛等症状？

☐ 6.你是否嘴唇发白、没有血色，爆皮、裂口子？

☐ 7.你是否经常会视力疲劳、视物模糊、眼睛红肿，并伴有食欲不振、大便稀薄的现象？

☐ 8.你是否小腹有赘肉，皮肤粗糙，有痤疮，经常皲裂？

☐ 9.你是否经常腹胀，口腔有明显的口臭？

☐ 10.你是否经常排便不规律，大便中有不消化的食物残渣，有时伴有肠鸣？

☐ 11.你是否胃部气体不顺，并伴有不消化的异味？

☐ 12.你是否胃部反酸，心窝部有烧灼感觉？

　　如果以上12个选项问题，其中有5个选项的回答是肯定的，则说明你的脾胃可能出现问题了。如果想要更准确地判断，可以找专业机构做进一步的检查。

现代生活中，有许多不良的习惯和生活方式会无形中损害我们的脾胃。要想好好养护自己的脾胃，必须要提防生活中的"伤脾胃元素"。

暴饮暴食

当我们细嚼慢咽的时候，你会发现，我们食量变小了，这是怎么回事呢？原来，当我们细嚼慢咽的时候，胃可以有充分的时间来计算食物供应量是否充足，如果它觉得已经够了，就会及时拒绝接纳食物。暴饮暴食则不然，由于胃对食物应接不暇，来不及计算什么，非得等填满了才觉得饱，才知道拒绝，实际上，此时我们早已吃过量了。如果过量的食物太多，那就会使脾胃负担过重，从而造成消化系统功能紊乱。

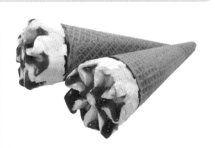

脾胃不好的人夏天要少吃雪糕。

饮食不洁

饮食不洁，误食毒物，尤易伤害脾胃。许多肠道疾病，如菌痢、肠炎、腹泻、食物中毒等，大多是因为饮食不洁，伤害了脾胃所导致的病症。

偏食偏嗜

俗话有"食不厌杂，饮食以养胃气"之说。五味偏嗜过度，亦可损伤脾胃。很多独生子女，饮食任其随意，饮料、巧克力、炸鸡块，吃来吃去，营养失衡了，脾胃也弱了，个子不高了。有些成年人也是，今天麻辣烫，明天火锅城，早晚都吃，脾胃哪能好。

寒凉饮品

盛夏炎热，人们只注意防暑降温，全然不考虑自身的承受能力，尤其孩子，对雪糕、冰淇淋等各种冷饮，好像"家常便饭"一样；成人也常常将冰镇啤酒、冰镇西瓜等作为"美味佳肴"，殊不知吃过量的冷冻饮品，会严重损害我们的脾胃。

忧思过度

脾志在思，情志太过或不及，也能伤害脾胃。有的人稍遇挫折，或工作不顺，就想不通，殊不知，"思则气结"、"思伤脾"、"苦思难解，则伤脾胃"。脾胃一伤，气血功能紊乱，气机升降失司，常常发生腹胀纳呆、食少呕泄等病症。

劳逸过度

任何事情都要有"度"，现在娱乐活动越发丰富多彩，当毫无节制、通宵达旦时，就会让人劳神耗气、神疲乏力、四肢困倦、食欲不振。古人早就提醒过："劳则耗气""劳倦伤脾""劳役过度，则耗损元气。"过劳不行，过度安逸也同样不可取。过度安逸，不参加劳动和体育锻炼，可使气血运行不畅，脾胃功能呆滞，食少乏力，精神萎靡。

提防现代生活方式中伤害脾胃的习惯

養生祛病從重視脾胃開始

金元名醫李東垣在《脾胃論·脾胃盛衰論》中曾說："百病皆由脾胃衰而生也。"即許多疾病的根源，都在於損傷脾胃之氣，使之不能運化水穀精微來滋養臟腑和護身抗病。因此，避免脾胃損傷，是維護人體健康長壽的關鍵。

延年益壽，生命之樹常青

飲食是健康的基石，正所謂"民以食為天"。人自從出生起，就需要從外界攝取食物營養。而食物進入體內後，則需要脾胃把食物消化成精微後才能被人體吸收利用，脾胃主氣血，為生化之源，和主管先天精氣的腎對應，被稱為"後天之本"。

名醫李中梓在《醫宗必讀》中說："一有此身，必資穀氣，穀入於胃，灑陳於六腑而氣至，和調於五臟而血生，而人資之以為生者也，故曰後天之本在脾。"脾胃為"後天之本"，在防病和養生方面有著重要意義。只有脾胃健康了，才能產生足夠的精微物質來濡養身體，才能使人體正氣充盈，不受外界邪氣侵犯。因此一個人脾胃功能好與壞，直接關係到他的長壽與健康。脾胃功能虛弱的人，往往說話無力氣，身體羸弱、疾病叢生，從而影響健康與生命質量，而脾胃功能好的人，氣血旺盛，中氣十足，說話有力，身體強健，免疫力好，不易生病，壽命相對較長。

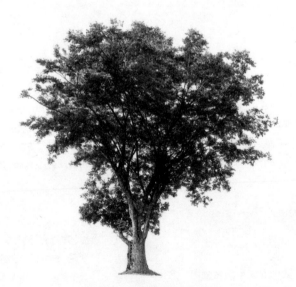

養好脾胃，生命之樹才能常青。

《黃帝內經·素問·平人氣象論》中這樣敘述："人以水穀為本，故人絕水穀則死。"水穀即我們每天吃的食物，不吃食物怎麼能活呢？如果把人比作一棵大樹，脾胃作為人體的後天之本，就像身體這棵大樹的樹根，只有樹根長得根深蒂固，生命之樹才能永遠常青。總之，脾胃虛弱人易老，想延年益壽健康永駐就要先調理好脾胃。

脾胃在生理上相互联系，在病理上也相互影响，如脾为湿困，运化失职，清气不升，即可影响胃的受纳与和降，可出现食少，呕吐，恶心，脘腹胀满等症。反之，若饮食失节，食滞胃脘，胃失和降，也会影响及脾的升清与运化，可出现腹胀、泄泻等症。张景岳在《景岳全书·杂证谟·脾胃》中说："凡欲察病者，必须先察胃气；胃气无损，诸可无虑。"脾胃是后天之本，养护脾胃是防病、保健的根本，所以我们要注意脾胃的保养，特别是当出现了下面这些情况时，更需要关注脾胃的健康。

病症	中医告知你和脾胃相关的病因
食欲不振	脾胃运化功能减退所致，如湿热阻胃、脾胃阴虚、脾肾阳虚等
胃疼	常见原因有胃失和降、饮食伤胃、脾胃虚弱、肝气犯胃、寒邪客胃等
胃胀	多由胃病引起，脾胃虚寒、胃阴不足、肝气犯胃等
疳积	小儿脾胃功能弱，食积日久便可造成疳积
呕吐	胃失和降、胃气上逆或者邪气入侵胃部
呃逆	脾胃阳虚、胃中寒冷、胃火上逆等所致的胃气上逆
腹泻	脾胃和大肠受到外感寒热湿邪、内伤饮食造成脏腑功能失调
便秘	胃肠积热、气机郁滞所导致的便秘
失眠	"胃不和卧不安"，脾胃不和容易导致失眠
慢性胃炎	饮食所致的脾胃受损、胃失和降、气机阻滞
肥胖	脾胃失调所致水谷精微转化成痰湿积聚体内
妇科病	女性的月经不调、乳腺炎、痛经等也可是脾胃失调所致

专家这样讲

听音乐进餐有利于脾胃保养

国外媒体报道，伴随着优雅的音乐进餐，不但会使胃口大增，还有利于保养脾胃。我国现存最早的医学典籍《黄帝内经》就有"脾在声为歌"的记载；《周礼》亦谓："乐以侑食，盖脾好音声丝竹尔。"中医理论把食物的消化吸收归结为脾胃的运化功能，音乐既然有助于增强脾胃功能，自然对消化功能有积极的促进作用。

古典音乐：《蓝色的多瑙河》《月光》

民族音乐：《茉莉花》《梁祝》

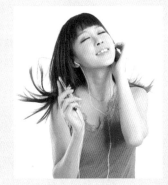

养脾和胃：关注生活细节

健康与体内元气的盛衰有着重要关系，而元气的盛衰取决于脾胃的强弱。金元名医李东垣认为："元气之充足，皆脾胃之气所无伤，而后能滋养元气；若胃气之本弱，饮食自倍，则脾胃之气既伤，而元气亦不能充，此诸病之所由生也。"由此可见养脾胃就是养元气，养元气便是养命。养好脾胃不仅可以少生病、不生病，还可抗衰老、抗疲劳。脾胃怎么养？看似复杂，实则简单，细节决定健康，一点点小细节的累加，就能够给我们一个健康的脾胃。

◯ 吃好三餐很重要

饮食是健康的第一要义，一日三餐是养脾胃的根基。一日三餐怎么吃？《千金要方》说："饮食以时。"意思就是说，饮食一定要定时，要有规律，这样才能使身体及时获得维持生命的营养素。定时重要，定量同样不可忽视，要养护好脾胃，还要遵循"早餐吃好，午餐吃饱，晚餐吃少"这一原则。

♥ 饮食清淡才养生

养脾胃以清淡为佳。无论是大咸、大甜，还是大辛、大酸、大苦，都会伤及脾胃。清淡就要求我们平时多吃蔬菜、水果，少吃油腻、厚重、辛辣的食物，并且一定要吃主食，做到荤素搭配、粗细搭配。

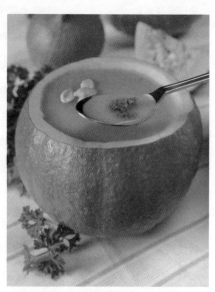

南瓜汤是非常适合脾胃虚弱的老年人和小孩食用的。

♥ 饭前记得喝碗汤

饭前喝汤对脾胃有很大帮助。因为所吃食物必然要经过口腔、咽喉、胃，最后到达肠道，饭前喝汤相当于给肠胃进行润滑，便于食物顺利到达胃部。吃饭时喝汤还可稀释食物、便于牙齿咀嚼。但需要注意的是，饭前喝汤最好在吃饭前5~10分钟，并且喝汤不宜超过150毫升。

◯ 饭后暂时别睡觉

许多人中午吃完饭后习惯于"打个盹"，美名其曰"补充能量"，却不知道饭后就睡会伤脾伤肺的道理，结果本想补能反而耗了能。所以，胃肠功能不好的

人，应特别注意不要饭后就睡。对于不愿意改变睡眠习惯的人，可以饭后做些轻微的活动，10~20分钟，然后再午睡。

♥ 食物温度别太低

很多人喜欢吃冰冷的食物，这对脾胃的损伤是非常大的，因为这些冰冷的食物要达到人体的体温，需要靠胃来温煦，日积月累，胃自然会受不了；另外，骤然吃了冷东西后，必然会引起胃的猛然收缩，这也会加速胃的老化，胃一老化，胃溃疡、胃脘痛等便会接踵而至。

饭后吸烟要不得

很多人在酒足饭饱之后喜欢点上一根烟吞云吐雾，此时他们最常说的一句话就是"饭后一支烟，赛过活神仙"。事实上，饭后吸烟对脾胃危害特别大。因为饭后脾胃需要集中大量气血来完成运化职能，若此时吸烟，肝为了过滤烟毒，就必须调动一部分气血，令脾胃运化减弱，导致食物无法被及时、彻底消化吸收，而且身体在吸收、消化食物的同时也会将香烟中更多的毒素吸收进去，不仅伤及脾胃，整个人体都会受到波及，如此神仙，不当也罢。

饮酒要适量而止

酒能养生也能伤身。少量饮酒可加速气血流通，疏通经脉。但如果酗酒过度或饮酒不当，就会伤身。中医认为，过量饮酒时，由于酒气聚而不散，会导致阳盛伤胃，脾胃俱伤。现代医学认为，脾胃为消化器官，会吸收部分酒精，长久以往定会造成损伤，引发胃痛、出血性疾病、胃及十二指肠溃疡等疾病。所以拼酒等同于拼命，还是饮之有度比较好，"度"的掌握，一般情况下，以白酒不超过50毫升，啤酒不超过450毫升，且酒后无兴奋感为宜。另外，不可空腹、浴后、生气时饮酒。

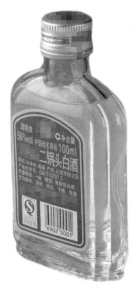

每天饮用白酒不宜超过50毫升。

出汗过多伤脾胃

很多人都喜欢运动后一身大汗的畅快感觉，殊不知出汗过多不但会导致气血两伤，还会影响脾胃功能，导致脾胃虚寒。中医里有"汗血同源"之说，所以出汗过多等同于流血过多，不仅如此，一旦出汗过多，还很容易伤及人体阳气。阳气消耗过多，阴气就会相对过盛，就有可能出现脾胃不调的问题。所以在出汗以后，要注意适当补充盐分，多吃健脾补气的食物，避免受风着凉。

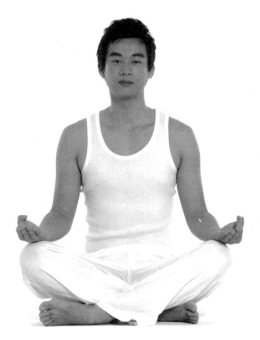

夏天天气炎热，可以选择在室内练习瑜伽。

劳逸结合神轻松

引起脾胃损伤的原因主要有三种：饮食失节，劳逸过度，精神刺激。所以过劳或贪图安逸，也会影响脾胃功能，不利于气血的正常运行，严重者导致气血壅滞，引发胃痛、胃胀、以及胃部溃疡病症的发生，所以一旦我们把过劳当成是一种习惯时，那我们就离生病就不远了。过劳不好，太贪图安逸了也不行，整日坐着不动，你不动气血也不动，也会导致气滞血瘀，脾胃呆滞。所以要养好脾胃，只有劳逸结合，效果才会更好。

俗话说"医身容易医心难"，人的生命活动与脏腑气血、精神情志的关系是非常密切的。《黄帝内经》认为，形生神而寓神，神能驾御形体，形神统一，才能身心健康，才能尽享天年，并有"暴喜伤阳，暴怒伤阴"一说。情志因素在脾胃发病中同样起着非常重要的作用，因此，想要调养脾胃，就要先养好情志。

❤ 脾胃是情绪最敏感的反应器

生活中，很多人都有过这样的体会，当你心情非常差时，常会觉得上腹很有饱胀感。实际上，这是你的胃在向你发出了报警，告诉你不能再勉强进食了。

很多人以为，脾胃的功能无非是运化食物，其实不仅如此，脾胃还在时刻表达着我们的情绪，它就好像是我们内心情绪的一面镜子。当我们情绪好时，就会食欲大增；情绪不好时，就会茶饭不思。人的情志不舒，过忧、过思、过怒等都会导致肝气失调，并伤及脾胃，使气血失和，经络不通，胃的受纳、吸收、排空及脾的运化功能都会受到影响，导致肠胃病的发生。生气的时候还会"气得胃疼"。

胃肠感觉不舒服的人，处事一定要豁达，正所谓"心底无私天地宽"，放下即没烦恼。

❤ 压力是造成消化不良的主因

在现实生活中，快节奏的生活和激烈的竞争，使得越来越多人的情绪不稳定，面临着诸多压力，这些压力不仅是心理上的，还会是身体上的，如消化不良等脾胃疾患，很多情况下就是因为压力而引发的。

从中医的角度看，情志对脾胃的影响属于"思则伤脾"的范畴，从现代医学角度看，如果一个人长期处于很大的压力下，就会把能量集中到肌肉和脑部，来应付压力。对消化道的供给能量就会减少，这样一来，身体就没有多余的能力来消化食物，于是造成消化不良。

因此，及时调适自己的情绪和压力，是缓解消化不良的方法之一。

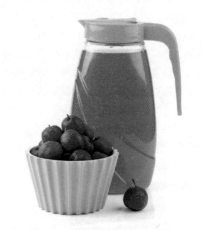

饭后喝一杯山楂汁有利于肠胃消化吸收。

❤ 生气的时候千万别吃饭

常言道，"人生不如意十有八九"，愤怒、烦闷的情绪总是难以避免。但是，古代养生家告诫我们，"怒后不可便食，食后不可发怒"，意思是说吃饭前后动怒有损健康。因为中医认为，大怒伤肝，过度愤怒可使肝气横逆上冲，导致肝气犯胃。所以，发怒之后马上紧跟着吃饭，甚至一边吃饭一边生气，不但不利于消化，还相当于在"服毒"。因此，无论在什么时候，只要一生气，就应该避免进食。

❤ 过思伤脾，切忌忧思忧虑

古人认为，"思为脾之志"，过度忧

思，就会造成脾气气结，进而影响脾胃的消化、吸收等功能。

怎么解决思伤脾的问题呢？我们可以从中医五行的角度来调理，肝克土，也就是说在烦躁时一定要让火发出来，因此适当发怒是克制过度的思虑的法宝之一。所以，在忧思难解、不能自拔，如失恋、单相思等时，不妨想点对方引你愤怒的行为和事情，说不定有助早日摆脱痛苦呢。

从情志的角度来说，养脾的关键在于避免过度忧思忧虑，要注意劳逸结合，保持平和淡定心态。工作的时候认真工作，休息的时候则要充分放松自己，不要再去想工作中的问题。凡事顺其自然，不可强求。

情况，进而出现不爱吃东西、呕吐等症状。

所以为了让我们的脾胃变得更坚强，我们应该用笑来面对现实生活中的一切。当我们笑的时候，能收缩腹肌，消除消化器官的紧张，改善食欲不振、便秘、消化不良等问题。俗话说"心神不守，相火妄动"，因此生活中，尽量让心神合一，凡事用淡然的心态去面对，不受万事万物干扰，则能心身安乐，脾胃顺畅。

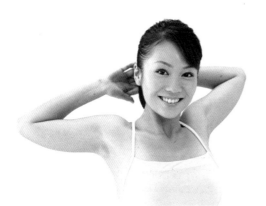

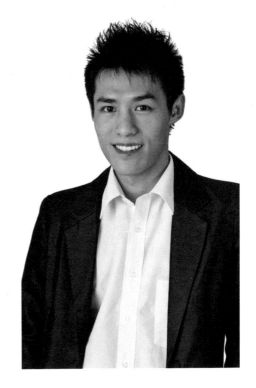

 笑一笑可令脾胃气逆下消

过思不好，过郁自然也不行，从中医角度来看，情志不舒会影响肝脏的疏泄功能，肝气一旦不能及时被纾解，肝就会郁。就会出现肝克脾的

小儿脾胃虚弱的调理法

脾胃虚弱的孩子不宜进补过多食物，避免增加其脾胃消化、吸收、利用的负担。孩子如果不吃，就不要强迫他吃，能吃多少算多少，避免伤食，同时要重视给孩子多喂水。

另外还要挑选营养较高、容易吸收的食物，有助于补充小儿营养。在加辅食时，脾胃虚弱的孩子要比一般孩子晚半个月左右，要先加米汤、米粥，再加米粉，然后再加蛋黄或其他辅食。水果方面不要早加，周岁以内的孩子如果出现便秘问题时，尤其注意不要加香蕉和蜂蜜水，以免加重病情。腹泻的孩子更要少加果泥及果汁等食物。

保养脾胃：避免5点误区

😟 误区一

脾胃病没什么大不了

这个态度很可怕。自己胃肠里面不舒服，就拖着，为什么呢？因为经常这样很多年了，习惯了。据统计，大概有三成胃癌病人在症状出现之后，没有及时到医院检查，或者是不闻不问，或者是自己乱用药物治疗，耽误了大好的治疗时机，治疗效果大受影响。

😟 误区二

情绪不会影响脾胃病

当我们心情不好的时候，受到打击的时候，胃口就不好，不想吃东西。这在中医里叫脾胃不和，会损伤我们的脾胃，不仅中医这样认为，现代医学也是这么看的。现代医学认为，生气会引起交感神经兴奋，并直接作用于心脏和血管上，使胃肠中的血流量减少，蠕动减慢，食欲变差，严重时还会引起胃溃疡。所以良好的情绪是调理脾胃的良方，特别是当脾胃生病时更需要积极的调整情绪。

😟 误区三

脾胃有病就多休息

有病一般要多休息，但脾胃生病后也要适当运动，如散步、慢跑、太极拳等。适当的运动能增加人体胃肠功能，加强胃肠蠕动，增加消化液分泌，促进食物的消化和营养成分的吸收，并能改善胃肠道本身的血液循环，促进其新陈代谢。另外，在晚睡前，躺在床上用两手按摩上下腹部，可以助脾运，去积滞，通秽气，对脾胃有良好的保健作用。

😟 误区四

喝粥可以养脾胃

脾胃不好的人，医生会建议多喝粥。粥容易被消化，可以减轻胃的负担。但有一点要注意，温度过高的粥会伤害胃黏膜。另外得保证你喝的是真正的"粥"，而非水泡饭。

😟 误区五

身体冷暖与脾胃好坏无关

俗话说"十个胃病九个寒"，这确实是经验之谈。因此对于脾胃不好的人来说，注意冷暖十分重要。在春秋气候变化无常时，有虚寒胃痛的病人要注意保暖，避免受冷；有脾虚泄泻的，可在脐中贴暖脐膏药，同时还应少吃生冷瓜果等，如感到胃脘部发冷，可及时服用生姜茶。

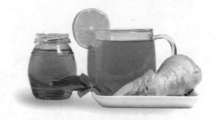

适度运动可以通过改善腹腔血液循环，帮助消化，缓解炎症进程，从而达到增强脾胃功能，促进其康复的效果。

按揉腹部

腹部按摩可调整人体阴阳气血、改善脏腑功能。双手交替按摩腹部能治食物积滞于胃，胃脘胀痛，气滞不顺，血瘀欠畅，胃肠积满等症状。

做法：用左手掌自上而下，先轻后重推摩30下；换右手掌推摩30下，然后用左手掌推摩全腹30下，最后用右手掌推摩全腹30下，直推到腹内无积块。

注意：每晚平卧在床上进行，按摩时不可过饱或过饥。

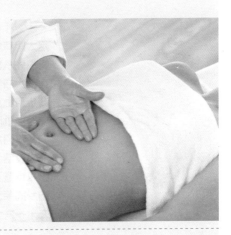

仰卧起坐

仰卧起坐能使腹肌力量增强。

做法：首先仰卧于床上，两臂平伸，下肢不动，依靠腹肌的收缩力量坐起；然后躺下，反复进行，每天做5~8次，每次10分钟左右。

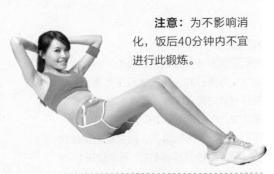

注意：为不影响消化，饭后40分钟内不宜进行此锻炼。

推腹按摩

推腹可"通和上下，分理阴阳，去旧生新，充实五脏，驱外感之诸邪，清内生之百症。"

做法：先将双手叠放，从心窝向下推到小腹，每天坚持10~20分钟即可，此法是培益中气的要法，非常适宜于脾胃虚弱者。

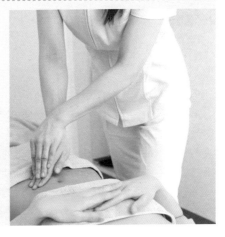

足太阴脾经

足太阴脾经属于脾，络于心，与脏腑联系最紧密，尤其是脾、胃和心。此经脉始于大趾末端，后从胃部分出支脉，通过膈肌，流注心中，接手少阴心经。

足太阴脾经穴位歌

足太阴脾由足拇，
隐白先从内侧起，
大都太白继公孙，
商丘直上三阴交，
漏谷地机阴陵泉，
血海箕门冲门前，
府舍腹结大横上，
腹哀食窦天溪连，
胸乡周荣大包尽，
二十一穴太阴全。

经络养生时间：巳时（9:00~11:00）脾经最旺

按摩穴位 公孙穴。

经络疏通 脾作为消化、吸收、排泄的总调度，每天巳时，在人体的正侧面，采用拍打刺激的方式保养，每次10分钟，力度要适中，有助于消化功能的提高。

自我按摩 大拇指弯曲，指尖垂直揉按穴位。每天早晚各揉按1次，每次揉按1～3分钟。

治疗功用 健脾益胃，通调经脉。

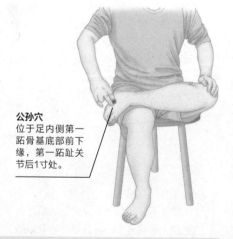

公孙穴
位于足内侧第一跖骨基底部前下缘，第一跖趾关节后1寸处。

专家这样支招

脾是消化、吸收、排泄的总调度，又是人体血液的统领。脾的功能好，消化吸收好，血的质量就好。所以要养气血，就要从养脾胃开始。9:00~11:00这段时间脾经的经气最旺，气血最足，此时应喝至少3杯水，且慢慢饮，可让脾脏处于最活跃的状态。

足阳明胃经

足阳明胃经属于胃，络于脾，所以和胃的关系最为密切，是修复消化系统的非常重要的经穴，维系着人的后天之本。它始于头部鼻旁，循行经额颅中部、颈部，进入锁上窝部，再向下经胸、腹、下肢以至足尖，是一条非常长的经脉。

足阳明胃经穴位歌

四十五穴足阳明，承泣四白巨髎经，
地仓大迎下颊车，下关头维对人迎，
水突气舍连缺盆，气户库房屋翳寻，
膺窗乳中下乳根，不容承满出梁门，
关门太乙滑肉起，天枢外陵大巨里，
水道归来达气冲，髀关伏兔走阴市，
梁丘犊鼻足三里，上巨虚连条口底，
下巨虚下有丰隆，解溪冲阳陷谷同，
内庭厉兑阳明穴，大趾次趾之端终。

经络养生时间：辰时（7:00~9:00）胃经最旺

按摩穴位 滑肉门。

按摩方法 胃经是一条从头到脚的线路，辰时、饭后1小时、睡前1小时，每天三次对胃经怕打、按压，每次10分钟左右，刺激梳理经络，可以缓解不适，消除疲意。

自我按摩 以食指、中指、无名指三指，指腹垂直下按，再向外拉，用力揉按，早晚各1次，每次揉按1~3分钟。

治疗功用 镇静安神，和胃止吐。

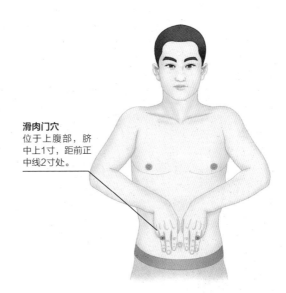

滑肉门穴
位于上腹部，脐中上1寸，距前正中线2寸处。

专家这样支招

胃经过整整一个晚上，早就饿得不行，7:00~9:00时候吃早餐，胃会尽全力消化。如果此时不把食物填饱，胃就一直分泌胃酸。饿久了，就会有患胃溃疡、十二指肠炎、胃炎、胆囊炎等疾病的危险！

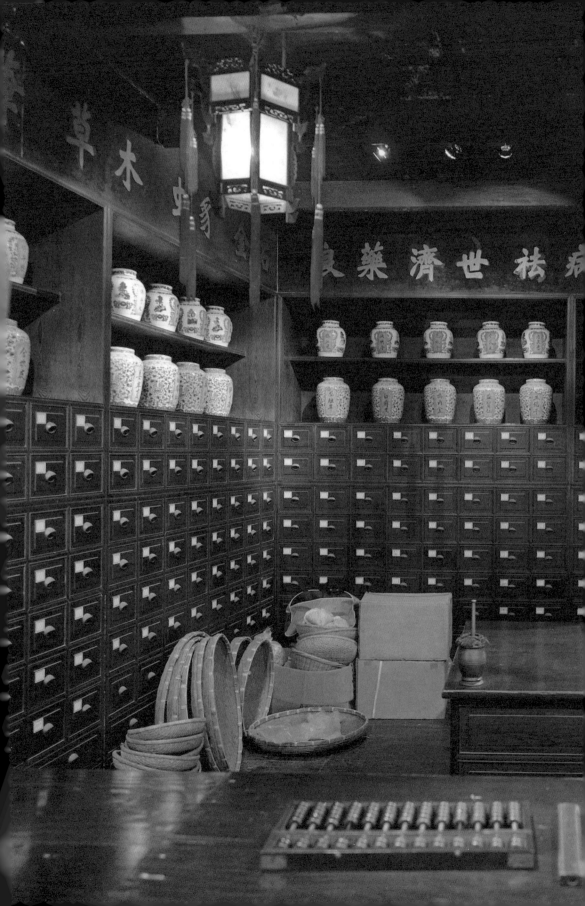

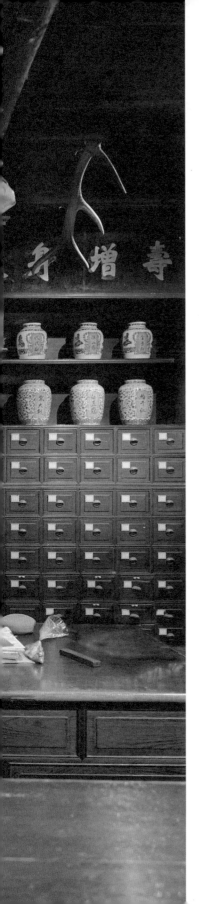

第一章

了解中医所讲的脾胃

古木参天靠树根，生命常青靠脾胃

中医五脏中，脾胃属土，在水谷运化、统摄血液等方面发挥着重大作用。中医所讲的脾胃相当于现代医学中的胃肠消化系统和免疫系统。只有拥有良好的脾胃功能，身体才能正常运转，只有深入全方位地了解脾胃，才能在生活中调养好脾胃。

中
医
的
脾
胃
指
的
是
什
么

在中医，脾胃为脏腑器官，脾为五脏（心、肝、脾、肺、肾）之一，胃为六腑（小肠、大肠、胃、胆、膀胱、三焦）之一，中医认为人体的气血是由脾胃将食物转化而来，因此脾胃也被称为"后天之本"。

脾是生化之源

脾位于中焦，在膈之下，脾以升为健。脾开窍于口，其华在唇，在五行属土，在志为思，在液为涎，主肌肉与四肢。

⊕ 主运化

脾具有把水谷化为精微，并将这些精微物质转输至全身的生理功能。分为运化水谷和运化水液两方面：运化水谷即是对饮食物的消化和吸收；运化水液也称作"运化水湿"，是指对水液的吸收、转输和散布作用。

⊕ 主升清

"升清"，即是指脾气上升，将水谷精微等营养物质的吸收和上输于心、肺、头目，通过心肺的作用化生气血，以营养全身。

⊕ 主统血

脾主统血，即是脾有统摄血液在脉之中流行，防止逸出脉中的功能。脾统血的主要机理，实际上是气的固摄作用。

⊕ 主肌肉

全身的肌肉，都依赖于脾胃运化的水谷精微及津液的营养滋润，才能壮实丰满并发挥其收缩运动的功能。

胃是水谷之海

胃又称胃脘，分上、中、下三部。胃以降为和。

⊕ 主受纳

受纳，是接受和容纳的意思。腐熟，是饮食物经过胃的初步消化，形成食糜的意思。容纳于胃中的水谷，经过胃的腐熟后，下传于小肠，其精微经脾之运化而营养全身。

⊕ 主通降

饮食物入胃，经胃的腐熟后，必须下行入小肠，进一步消化吸收。胃的通降作用，还包括小肠将食物残渣下输于大肠，及大肠传化糟粕的功能在内。

◐ 胃的贮存功能

胃的最大容积可达3000毫升。当我们进食的食物进入胃内，胃壁随之扩展，以适应容纳食物的需要，这种功能就是胃的贮存功能。同时，胃壁还具有顺应性，使胃内的压力与腹腔内的压力相等，当胃内容量增加到1500毫升以上时，胃腔内的压力和胃壁的张力才会稍微增大。此时，人就会感觉到已基本"吃饱"了。

◐ 脾胃病症主要表现为湿与滞

脾胃病症很多，但多数都是以湿留气滞为病机。脾胃为仓廪之官，水谷之海，无物不受，邪气易袭而盘居其中，脾胃因之升降失常，气机壅塞，则水反为湿，谷反为滞，湿阻、食积、痰结、气滞、血瘀、火郁亦即相因而生。气道闭塞，郁于中焦，此乃属实滞。若脾胃亏虚，运化失司，升降失调，清浊相干，湿、滞又可从中而生，因虚致实，虚中挟滞。正如《黄帝内经·素问·调经论》中所说："有所劳倦，形气衰少，谷气不盛，上焦不行，下脘不通……"由于湿、滞为病机的缘故，故在治疗脾胃病时，或清，或温，或泻，或补，总以行其滞，利其湿，复其升降为主要治疗原则。

◐ 脾胃常见中医症状的治疗

病症	表现	对症调理汤剂
脾胃湿热	胃脘疼痛，嘈杂灼热，口干不欲饮，饥而不欲食，小便色黄，大便不畅。	可用三仁汤加减，加冬瓜皮、茵陈。湿热下痢多用葛根芩连汤加减；若出现黄疸之症，可用茵陈五苓散加减。
脾胃虚弱	气短乏力、面色淡白、纳呆便溏等气虚症；伴有虚寒者可出现胃脘部疼痛，形寒肢冷，四肢困倦，神疲纳呆，遇寒加重；脾气虚日久可出现中气下陷、久泻、脱肛、崩漏等。	气虚者可用六君子汤以健脾益气；若偏于脾胃虚寒者则温中散寒，方用良附丸、理中汤或黄芪健中汤加减；若中气下陷则应益气升提，可用补中益气汤加减。
脾湿外感	发热恶寒，脘腹痞满，恶心呕吐，头晕头胀，头重。	平胃散加杏仁、葛根、藿香、桂枝、羌活、防风等辛散祛风和胃之品。
寒湿困脾	背寒怕冷、脘腹满闷、纳呆便溏、恶心欲吐。	五苓散和平胃散、杏仁、麻黄、藿香、草蔻仁、生姜，除湿助脾之功；若寒重于湿者，草蔻仁改为砂仁，加桂枝、高良姜等温胃散寒。
肝郁脾湿	脘腹胀满，两胁胀疼，胸闷嗳气，大便溏泄，不思饮食，四肢困重，每遇情志不舒而加重。	胃气不降者可用柴胡疏肝散加减；脾虚者多用逍遥散与平胃散合方；肝脾不调之腹痛泄泻者可酌加茵陈、香附、青皮、藿香、草蔻仁等。

在现代解剖学中脾胃是单独的两个器官，胃被归纳为消化器官，脾被列入淋巴系统，是人体最大的淋巴器官。下面分别介绍这两个器官的构造和功能。

脾的构造与功能

脾

脾位于腹腔的左上方，呈扁椭圆形，暗红色、质软而脆。

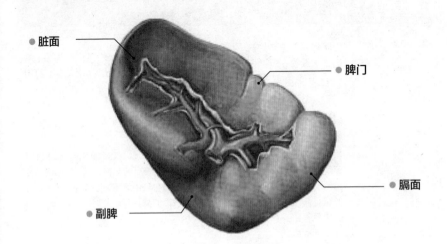

- 脏面
- 脾门
- 膈面
- 副脾

🔍 脾的构造

脏面： 脾分为内、外两面，上、下两缘，前、后两端。内面凹陷与胃底、左肾、左肾上腺，胰尾和结肠左曲为邻，称为脏面。

脾门： 脏面近中央处有一条沟，是神经、血管出入之处，称脾门。

膈面： 外面平滑而隆凸与膈相对，称为膈面。

脾切迹： 上缘前部有2～3个切迹，称脾切迹。

副脾： 在脾附近，胃脾韧带及大网膜中，常可见到暗红色，大小不等，数目不一的副脾。

🔍 脾的功能

脾脏作为人体内十分重要的器官，在人的身体中有着不可取代的作用。

储血功能： 首先它是人体的"血库"，当人体休息、安静时，它贮存血液，当处于运动、失血、缺氧等状态时，它又将血液排送到血循环中，以增加血容量。

滤血功能： 脾脏犹如一台"过滤器"，当血液中出现病菌、抗原、异物、原虫时，脾脏中的巨噬细胞、淋巴细胞就会将其吃掉。

免疫功能： 脾脏还可以制造免疫球蛋白、补体等免疫物质，发挥免疫作用。脾是血循环中重要的过滤器，能清除血液中的异物、病菌以及衰老死亡的细胞，特别是红细胞和血小板。

胃的构造与功能

胃是人体消化道中最宽大的部分，位于左上腹，像一个有弹性的口袋，上端连着食管，下端接十二指肠。连接食管的入口处称为贲门，接十二指肠的出口处叫幽门。

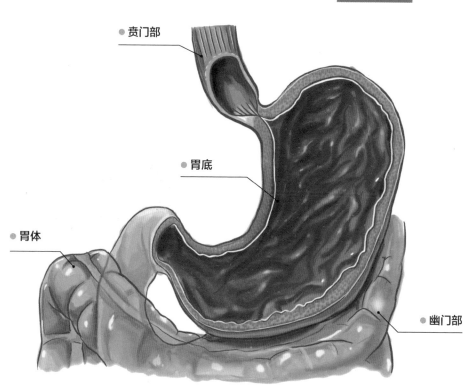

- 贲门部
- 胃底
- 胃体
- 幽门部

🔍 胃的构造

贲门部： 紧接贲门的一小段。

胃底： 位于贲门左侧，为贲门水平以上的膨隆部分，人直立时胃内有少量气体聚集于此。

胃体： 为胃的中部，是胃的最大部分，以贲门的水平线与胃底分界。

幽门部： 自角切迹所作的平面以下至幽门间的部分。

🔍 胃的功能

贮纳功能： 胃可以容纳和暂时储存吃进去的食物，在胃内进行消化变成食糜后向小肠推送。

消化功能： 进食时反射性通过迷走神经作用，使平滑肌伸长。食物进入胃后，胃壁舒张，以便容纳食物，同时开始有节奏地蠕动。蠕动波从胃体开始，向幽门方向推进。这种蠕动将食物混合并磨碎，变成食糜，并将食糜自幽门部向十二指肠推送。

杀菌功能： 胃酸是消化中不可缺少的物质，含有无机物和盐酸、钠和钾的氮化物，有机物如粘液蛋白、消化酶等。胃酸能杀灭随食物进入胃中的病菌。

脾胃运化功能健旺，则气血充盈，营养五脏；脾胃受损，则气血生化之源亏乏，导致五脏失养，气机失调，各种疾病丛生。因此养脾胃其实是在安抚五脏。那么，脾胃与其他脏器有什么关系呢？

⊕ 脾胃影响心脏的供血功能

心主导着人体的各个脏腑，这里也包括了脾胃，脾胃是受主导的。反过来说，脾胃的功能也影响着心。

从五行角度来看，心与脾是母子关系，脾胃的纳运功能，有赖于心阳的温煦。反过来说，心主血，血的来源在于脾胃，如果脾胃的运化失常，不能益气生血，则心血失养，也会使我们生病。

⊘ 养心健脾胃法

养心健脾可以多按摩心经和心包经上的穴位，如极泉穴、神门穴、内关穴、再

加上能养脾胃的足三里穴、中脘穴等。

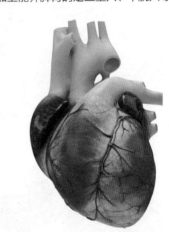

⊕ 肝失调达容易导致脾胃不和

肝的作用是调畅全身的气机，脾胃本来就容易虚弱，再加上肝气郁结，就会出现运化失常。

从五行角度来看，脾属土，肝属木，它们二者是相克的。脾土属阴，必得肝木的条达之性加以疏泄，脾才不会凝滞，饮食才能正常运化，脾胃才能正常升降。但是，如果肝木太胜，就会克制脾土，出现食后腹胀、腹泻和便秘交替等症状。

⊘ 养肝健脾胃法

要达到舒肝健脾胃的效果，可以取足三里加太冲穴，或中脘加太冲穴，以调肝胃。

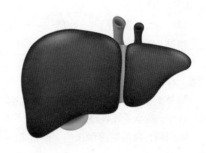

⊕ 脾胃决定肺的津气盛衰

肺气不足也与脾有关，如脾虚的人容易感冒，表面上看，容易感冒是由于卫气不足，实际上与脾气不足有关，脾不能益

气则肺气虚，肺气虚则卫气不足。

从五行学说来看，脾与肺是母子关系。肺有赖于脾胃供给营养，才能发挥主气，司呼吸，主宣发，主肃降和通调水道

的作用。如果脾土太弱不足以养肺，人就会得呼吸系统的病。

🔍 养肺健脾胃法

养肺健脾可多刺激太渊穴、列缺穴以及足三里穴、中脘穴等，除此之外太白穴是人体健脾补肺的要穴，能治各种原因引起的脾虚如先天脾虚、肝旺脾虚、心脾两虚、脾肺气虚、病后脾虚等，并有双向调节作用，健脾胃也可多按摩该穴。

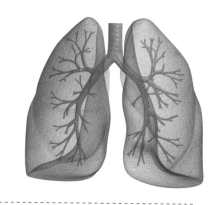

⊕ 脾胃虚弱容易导致肾虚

肾是先天之本，脾是后天之本，两者是相互滋生、相互促进的关系。如果两者不能互相协调，就会影响人的生长、发育以及寿命。肾藏精，"先天之精"来自父母，"后天之精"全赖脾胃运化的水谷精气所化。

如果脾胃健旺、水谷精微充足，不断滋养于肾，使肾中精气盈满，人就不容易生病。如果脾胃虚弱，肾中精气就会不足，就会导致肾虚，肾虚是百病之源，肾虚之后，不仅仅脾和肾会出问题，人体的整个系统都可能会出问题。

🔍 养肾健脾胃法

对于肾阴虚者，可多按摩关元穴、太溪穴以滋阴。对于肾阳虚者，可以取关元穴、气海穴、肾俞穴以养阳。

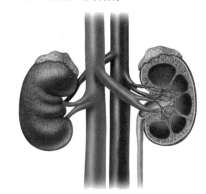

专家这样说

六腑之间的关系

《黄帝内经·素问·五藏别论》中有"六腑者，传化物而不藏，故实而不能满也。所以然者，水谷入口，则胃实而肠虚，食下则肠实而胃虚。"六腑以"传化物"为其生理特点，其主要表现在消化、吸收、排泄三个方面。因此，六腑之间的关系，也主要体现在对饮食的消化、吸收和排泄过程中的相互协作、相互为用的关系。

消化方面：由胃的腐熟，胆汁的参与，小肠的化物作用而共同完成。

吸收方面：由小肠的泌别清浊以吸收精微，大肠的传导以吸收水分来完成。

排泄方面：由大肠的传导以排大便，膀胱的气化以排小便来完成。消化、吸收、排泄虽然是三个不同的阶段，但又是相互依赖、相互为用。

三焦是水谷和水液运行的道路，参与了消化、吸收、排泄的整个过程。

脾与胃通过经脉相互络属而构成表里关系。胃和则脾健，脾健则胃和。脾胃运纳结合，相互协调，才能完成纳食、消化、吸收与转输等一系列生理功能，维持着饮食健康。

吃、喝、拉、撒、睡是人类与生俱来的生理本能，这其中，最重要的莫过于吃了，正所谓人是铁饭是钢，一顿不吃饿得慌，人生下来以后维持生命动力的唯一来源就是食物。如果平均年龄70岁计算，我们的脾胃必须为我们工作整整70年，这其中包括每年365天，每天三顿饭，还不包括零食。所以我们的脾胃是非常辛苦的。

世界上任何一台机器也不会保持工作几十年而不出现问题。脾胃也是如此，所以当你出现胃痛、恶心、呕吐、烧心、反酸等症状时，这就是脾胃在向我们诉苦了。

不要把脾胃的诉苦不当回事，要知道，脾胃是人体的"粮仓"，也是人体的"厨房"，"兵马未动，粮草先行"的道理想必大家都懂，那我们怎么能对脾胃的呼救之声置之不理呢？在中医里，脾胃有后天之本一说，所谓的"本"，就是基础，连老本都输光了，健康从何而来？脾胃不好有如下3大症状：

脾胃症状	具体表现
脾胃虚弱	神情倦怠、面色苍白、食欲不振、大便稀薄
脾胃虚寒	手脚冰凉、经常腹痛、大便稀溏、小便清水
脾胃热症	舌苔厚腻、食欲不佳、大便干燥、小便黄红

专家这样说

随时随地，扭腰健脾胃

扭腰是一种很健康的简单运动。经常性扭腰不仅可以改善腹腔血液循环，增强脾胃的消化功能，还可以治疗所有腰胯以内的疾病，如便秘、前列腺炎以及多数妇科疾病。所以当你闲下来的时候，不妨扭上几扭，轻轻松松就能够把疾病扭走。

具体做法：站立，双脚分开与肩同宽，放松上身；两手打开平举，左手叉腰，右臂上举，身体向左侧弯曲至最大限度，双足不可移动；然后换右侧练习，方法同上。左右共60次，逐渐达到200次。

注意事项：高血压、头晕、贫血者要慢转，防止跌倒。

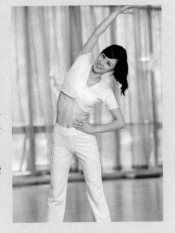

人体是一个有机的整体，当脾胃虚弱时，会通过身体其他部位的外在表现反映出来。掌握自我诊断的方法，可以帮助我们及时了解脾胃的健康状况，以便更有针对性地从饮食、运动、心态等方面来保健养生。

看手，手掌细节反映脾胃问题

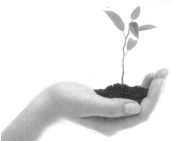

手是我们脾胃状况的"地图"，如果我们的脾胃有疾患，就会反映到手上。摊开手掌，自己就能发现你身体的秘密。

看手部	不同部位对应的人体功能	不同状态对应的病症	
1看 手掌胃区	手掌胃区反映人体的消化系统功能	出现片状白色亮点、水肿	急性胃炎
		出现黯淡的青色、凹陷或凸起	慢性胃炎
		出现黑色圆环，圆环内皮肤枯白	胃溃疡
		出现鲜红色斑点	胃出血
		出现棕黄色或暗青色斑块	胃癌
2看 手掌胖瘦	手掌胖瘦反映人体的肌肉发育状态	手掌肌肉板硬坚实、缺乏弹性、颜色晦暗	脾胃气血失和、消化不好、新陈代谢慢
		手掌小鱼际肉少	慢性结肠炎、肠胃功能不好
		小鱼际和小指边缘的肌肉下陷，皮肤无光泽	脾主肌肉功能失调、腹泻、腹痛
3看 手掌肌肉	中医将手掌分为九区，其中艮位代表着脾胃。艮位反映消化系统的功能状态、营养平衡状态	艮位肌肉凹陷、松软	脾胃虚弱、营养不良、免疫功能和性能力下降
		艮位肌肉过于隆起	高血压、高血脂
		艮位颜色过红	脾胃火盛、有高血压高血脂倾向、肠燥便秘或有宿便毒素，也可见于酒精中毒
		艮位呈深红色	脾胃有痰火、口臭、易发生中风和哮喘
		艮位呈苍白、青黄色，出现井字纹并有青筋浮起	慢性消化系统疾病
		艮位呈淡黄色	脾胃气血亏虚、消化功能低下、缺铁性贫血
		艮位有大方格形纹、平行四边形纹、菱形纹	肠胃功能紊乱、腹胀

看手部	不同部位对应的 人体功能	不同状态对应的病症	
4看 手掌三线	掌纹三线反映 身体的气血 状态	生命线浅细、末端有羽纹、近大 鱼际处青筋浮露	脾胃气血虚弱、胃肠功能紊乱
		智慧线淡白无光	气血亏虚、脾胃功能不强、心脏 虚弱
		感情线若延至食指下方且有 "井"字纹或"十"字纹	脾胃气血不和
5看 手指半月痕	半月痕也称健 康圈，反映人 体气血循环的 状况	指甲没有半月痕	即使暂时无病，也需要迅速补养 身体
		只有拇指有半月痕	身体气血透支，应尽快调养脾胃
		半月痕面积小于指甲的1/5	脾胃消化功能欠佳、精力不足
		半月痕呈灰色	脾胃消化吸收功能较弱、容易发 生贫血

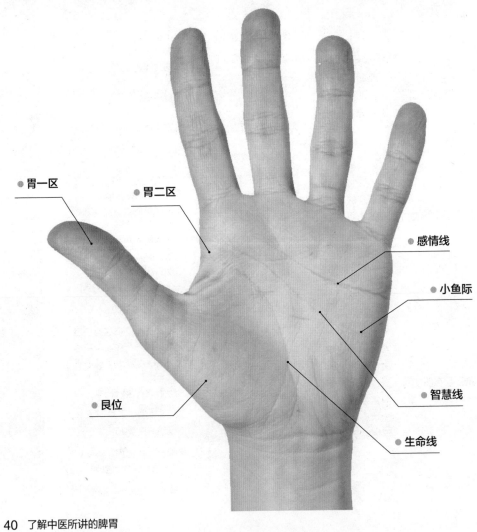

●胃一区

●胃二区

●感情线

●小鱼际

●智慧线

●生命线

●艮位

看脸，气色好坏反映脾胃问题

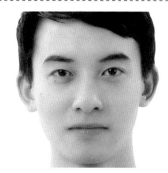

脸是人体"健康状况"的反射镜。通过看脸观面，可以体察人体脏腑、气血、皮毛、肌肉、筋骨、经络、精气等的变化，对了解脾胃状况具有相当重要的意义。

➔ **面色变化。** 变红或变白：说明脾病较轻，比较容易治愈。变青或变黑：说明脾病相对严重，比较难以治愈。

看鼻，色泽变化反映脾胃问题

鼻头是脾脏的反射区域，鼻头左右两侧的鼻翼是胃腑反射区域。当脾胃发生疾病后，其相应的部位就会有所反应。

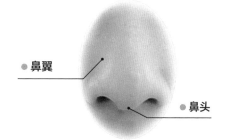

● 鼻翼

● 鼻头

鼻子	不同部位对应的人体功能	不同状态对应的病症	
鼻头	鼻头是脾脏反射区域	鼻头发红、鼻头肿大	脾热或脾大，会感觉头重、脸颊疼、心烦
		鼻头发黄、发白	脾虚、出汗多、倦怠、食欲不振
鼻翼	鼻翼是胃腑反射区域	鼻翼灰青	胃寒、易受风寒、易腹泻、手指冰凉
		鼻翼发红	胃火大、易饥饿、口臭
		鼻翼有明显红血丝	胃炎
		鼻翼部青扁	萎缩性胃炎、易引发胃癌
		鼻翼薄且沟深	萎缩性胃炎

健康小提醒

有些人鼻头上爱长痘痘或黑斑，这说明脾胃湿热或者胃火过盛。因此，要去除痘痘，应该从根源上解决，在平时的生活中应该少吃冷饮和甜食，并且不要吃得太油腻，让脾胃保持清爽。改变习惯之余，也可按摩三阴交穴、巨髎穴来辅助改善。

看口唇，口味、唇色反映脾胃问题

口唇通过经脉与人体诸多脏器连属，尤其是与脾的联系最为密切。《黄帝内经》中说："口唇者，脾之官也。"口作为脾的外窍，是了解脾胃状况的最重要窗口之一。通过观察病人的唇色湿润还是干燥，唇的形态及异常变化，可以帮助我们了解脾胃是健康的还是带病的，以及邪正盛衰、病邪属性及病位所在，乃至病情的发展变化等等。

饮食口味与脾运化关系密切，口味的正常与否，全赖于脾胃的运化功能。若脾失运，则会出现口淡无味、口甜、口苦、口腻等口味异常的感觉，从而影响食欲。

那么，就脾胃病变而言，口唇具体都"代言"什么呢？

嘴唇	不同部位对应的人体功能	不同状态对应的病症	
唇色	唇色发生变化为病色	下唇深红而晦涩	脾虚，食欲不振、乏力
		唇色红如血，两唇闭合处隐见烟熏色	三焦炽热
		外侧红如血，内侧淡白	脾胃虚寒
		唇色发黄	饮食内伤、湿热郁于肝脾，头晕，困乏
口唇	嘴唇干燥说明脾胃失调	干燥、脱皮	津液已伤、脾热
唾液	唾液与脾胃功能密切相关	唾液分泌量多	脾肾阳气不足
		病后唾液多	胃寒

专家这样说

口舌生疮怎么办

口舌生疮是很多人都会得的病，一般称之为口腔溃疡或口疮，患过此病的的人都知道，无论是吃饭还是说话，只要碰到溃疡处，便会钻心地痛。口腔溃疡的原因，与体内有热有关，如果溃疡集中在下唇内侧、两颊内侧，多由脾胃湿热引起，可通过按摩承浆穴来治疗，承浆穴在我们面部颏唇沟的正中凹陷处，是任脉和足阳明胃经的交会穴，按摩这个穴位，能够清除脾胃的湿热，从而起到治疗口疮的作用。按摩方法非常简单，用食指点揉，每次15秒钟，连做3次，经常按摩就可以起到很好的调理作用。

食疗偏方：清热泻火银耳雪梨羹

水发银耳60克，雪梨1个，冰糖200克。雪梨洗净，去皮切块。将锅置于火上，注入清水，银耳、雪梨放入锅中用大火烧开后改用小火熬1小时，待银耳熟烂汁稠，放入冰糖，加清水50毫升，置火上溶化成汁，倒入银耳雪梨锅中，煨20分钟即成。

看舌头，舌形、舌质、舌苔反映脾胃问题

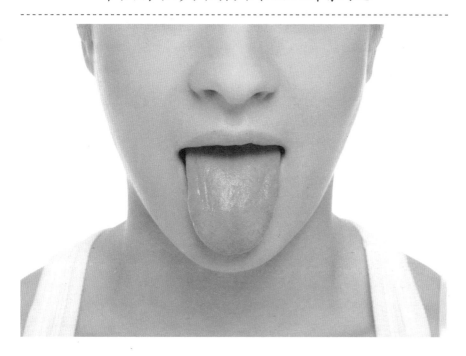

舌头不仅是一个辨别味道的器官，还与人体脏腑有着密切的联系。通过观看舌头可获取身体的健康情报。一般情况下，舌尖多反映上焦、心、肺的病变，舌中部多反映中焦、脾、胃的病变，舌根部多反映下焦、肾的病变，舌两侧多反映肝、胆的病变。通过舌诊，可以窥测人体内部脏腑的病变。

看舌头	不同部位对应的人体功能	不同状态对应的病症	
1看 舌形	当体内有病时，舌的形态就会有异常变化	舌头萎缩	心脾两虚、四肢倦怠
2看 舌质	舌质是舌的主体。正常舌质呈淡红色	舌质颜色浅淡、红少白多	脾虚湿寒、气血两虚
3看 舌苔	舌苔是指舌面上苔垢，正常人的舌苔是薄白而清静	舌苔黄色	胃热炽盛、胃肠实热、脾胃热滞
		舌苔白色	脾阳虚衰、寒湿侵体
		舌苔灰黑色	脾阳虚衰、湿热内蕴
		舌苔溃烂	胃热痰浊上逆、宿食积滞
		舌上无苔	胃阴干涸、气血两虚

一天中养脾胃的8个关键时刻

很多人不会善待脾胃，饮食不规律、吸烟酗酒、通宵熬夜等都会让脾胃很受伤。我们特地制订了一份24小时保脾胃计划，以供读者参考。

→ 关键一

补充水分

早晨7：00　晨起一杯温开水。晨起漱洗完毕后喝半杯到一杯温开水，可以补充流失的水分，促进胃肠蠕动，帮助胃肠做好接受早餐的准备。

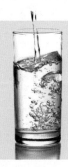

→ 关键二

要吃早餐

早晨8：00　早餐最佳时间。早餐最好在起床后1小时，与午餐间隔4小时。长期不吃早餐易导致营养失衡，同时增加患胆结石的风险。

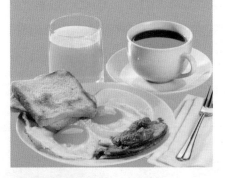

→ 关键三

午后休息

中午12：00　午饭后别马上午睡。午饭时间要尽量充裕，不要飞快吃完饭马上投入工作中。吃完饭最好能安静待一会儿，保证血液大量流向胃肠道，使其正常工作。另外，午餐后不宜马上午睡，最好休息一会儿再睡。

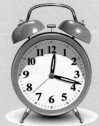

→ 关键四

不要吸烟

下午14：00　饭后一支烟，提早见神仙。吸烟会使血管收缩，胃的保护能力变差。同时，烟碱、尼古丁等毒物也会进入唾液，这些均可导致胃溃疡。

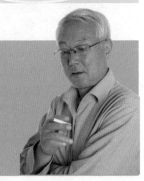

→ 关键五

加餐养胃

下午16：00　加餐最保"胃"。下午如果觉得饿，可以适量补充点心水果，长期空腹容易导致胃溃疡和胃肠功能紊乱。

如果此时适当加餐，就能在晚餐时减少食物摄入，避免晚餐过饱给肠胃带来太多负担，还能避免晚间摄入热量过多导致的脂肪堆积。

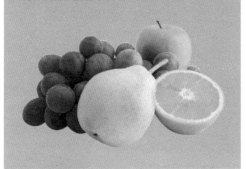

→ 关键六

餐后站立

晚上19：00　晚餐后站立半小时。有胃食管反流的人，尽量不要饭后躺着或坐下，这样胃酸会反流到食管，使症状加剧。餐后最好站半小时，但不要做剧烈运动，否则容易消化不良。

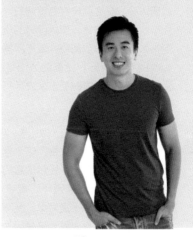

→ 关键七

轻缓运动

晚上20：00　餐后1小时别做"沙发土豆"。这是脂肪最容易堆积的时候，尽量不要坐在电视前当"沙发土豆"，可以散步或慢跑。

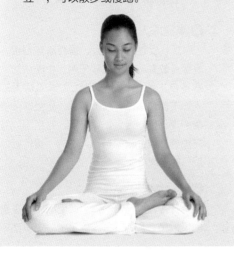

→ 关键八

空腹入睡

晚上22：00　睡前尽量别进食。睡前喝牛奶并不是所有人的"养生良方"，这样会刺激胃酸和胆汁的分泌，胃不好的人最好睡前不要进食。

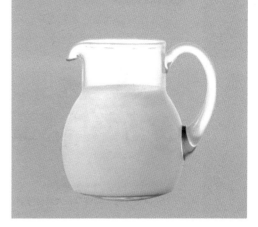

现代人伤脾胃10项大忌

现代文明给生活带来了快捷和便利，但也带来了很多健康隐患，很多习惯会伤害脾胃，如饮食不节、不良情绪、过度减肥等。有些习惯看似平常，却在不知不觉中使你的脾胃失和，进而使体质下降。所以，要养护脾胃就一定要改掉如下10项不良习惯。

❌ 暴饮暴食

长期想怎么吃就怎么吃，什么都往肚子里塞，这就是不知饥饱的暴饮暴食。时间久了，就会完全打乱胃肠道对食物消化吸收的正常节律，加重脾胃的负担，食滞饱胀，还会导致便秘，破坏了肠道消化吸收的平衡状态。正确的方法是量腹所受，根据自己平时的饭量来决定每餐该吃多少。

❌ 冷热不均

脾胃最怕寒凉的食物，这个寒凉不仅指我们说的冰冷食物，还包括它的属性。寒凉之物吃多了影响消化、吸收，给自己的身体健康造成不良后果。要想脾胃健康，饮食过热也是大忌。这是因为人的食道壁是由黏膜组成的，只能耐受50℃左右的食物，超过这个温度，食道的黏膜就会被烫伤。

健康提醒： 热与凉更多的是一种感觉，怎么量化呢？这个参考标准就是自己的体温，略做上下浮动。热的食物在50℃以上，冷的食物在15℃以下就要注意尽量不要进食。

❌ 无辣不欢

在喜欢吃辣椒的人们看来，不辣不够味，吃饭不香的时候，放上一点辣椒，就

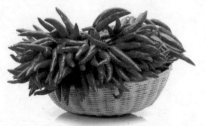

脾胃不好的人要少吃辛辣食物，尤其是辣椒、麻椒等。

能改善食欲。吃辣椒可以开胃，但过量食用辣椒会引发腹胀、腹痛、痤疮、尿血并致癌。需要特别提醒那些爱吃辣的人，吃辣椒不能太过，否则会对身体造成伤害。

❌ 经常熬夜

如今，生活节奏快，很多人把休闲的时间放到了晚上，熬夜成为了不少人的生活习惯之一，可你知道吗？长期熬夜非常容易导致内分泌及胃肠功能的紊乱，因为夜间胃肠处于休眠状态，而熬夜容易加重胃肠的负担。如果夜间在玩游戏，过度的紧张兴奋还会伤害肝和脾，所以能不熬夜尽量不要熬夜，需要熬夜时也要做到适可而止。

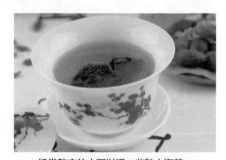

经常熬夜的人可以喝一些胖大海茶。

❌ 美丽冻人

现代女性为了漂亮，很喜欢穿短裙，甚至是数九寒天仍风雪无阻。中医认为，寒多自下而生，这与现代医学所认为的人体下部血液循环较上部差，易受寒冷侵袭的观点相吻合。长期受寒，容易导致脾胃虚寒，或许这就是有人说的"裙短则命短"的道理所在。

❌ 过度减肥

五谷养的是胃气，因减肥而减少主食的摄入量，长期下去，除了常感觉腹部不

适、饱胀、食欲不振、胀气外，还可能出现胃下垂，甚至伴有肝、肾、结肠等内脏下垂的现象。因此，为了脾胃健康，节食减肥者一定要顾及脾胃的承受能力，合理节制食物的摄入，否则，脾胃力不从心时就可能消极怠工，导致不正常的瘦身，疾病也随之而生。

❌ 郁闷气结

日常生活中人们常有这样的体会：当情绪低落、心情萎靡时，常常茶饭不思；而情绪高涨、心情愉快时，又会食欲倍增。事实上，脾胃功能的改变是人体情绪变化的"晴雨表"。

"思伤脾"，若心情悲伤，思虑过度，就会伤到脾胃，一旦脾胃伤了，各种脏腑的毛病就都找上门了。

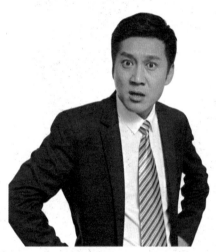
在工作中要遇事沉着，避免发怒忧虑。

❌ 神经紧张

一个人在紧张、烦恼时，其不良情绪可通过大脑皮质扩散到边缘系统，影响植物神经系统，直接导致胃肠功能失调，分泌出过多的胃酸和胃蛋白酶，使胃血管收缩，胃粘膜保护层受损，形成溃疡。所以情绪不佳、压力山大也是脾胃受伤的因素之一。

❌ 放纵性欲

饱食后胃肠道工作量大增，需要调动更多气血，若立即性交，气血在身体里就会被"哄抢"，时间一长，身体就会出问题，容易导致胃部不适。性交后很多人会急于吃生冷食物或喝冷饮，也会引发肠胃不适或绞痛。因此，如果在性交后有饥饿感，不要立即大量进食，应稍作平静后吃个六分饱即可。可以适量饮水，但要喝温开水解渴。

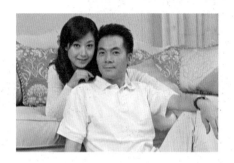

❌ 滥用药物

现代人治病的方法很简单，头痛医头，脚痛医脚。对待脾胃也是一样，平常不注意保养，不舒服了大把吃药，却忘了"是药三分毒"，滥服药物会加重脾胃的负担。某些西药，如阿司匹林、保泰松等可引起胃黏膜糜烂，糜烂后会进一步导致慢性胃炎。另外，利血平、水杨酸类和糖皮质激素等药物，会损伤胃黏膜，降低黏膜的抵抗力，刺激胃酸的过度分泌，引发溃疡病的发生。

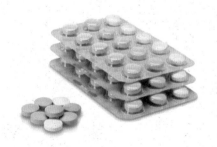

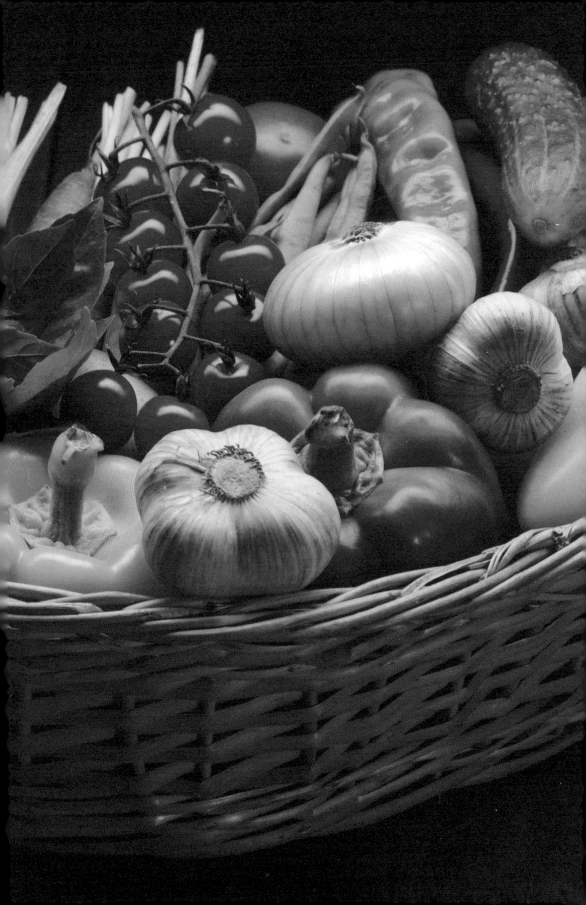

第二章

养脾胃必吃的调补食物

各种食物齐上阵，强脾健胃很轻松

《黄帝内经》中记载："谷肉果菜，食养尽之。"中医学认为，生命本质就是生物形体的气化运动，气化运动的本质就是化气与成形。而化气与成形是由于饮食水谷通过胃的游溢，脾的散精，内而五脏六腑，外而四肢百骸，使身体的每个部分都能得到营养。因此，保护脾胃的关键就是饮食。

49

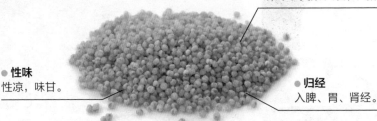

小米 "代参"黄金滋补品

● **别名**
粟米、黄粟、粱粟、黏米、谷子。

● **性味**
性凉，味甘。

● **归经**
入脾、胃、肾经。

每日推荐用量： 50克

营养成分 糖类、B族维生素、维生素E、钙、磷、钾等。

保健功效 健脾胃、振食欲、促消化、助安眠。

选购诀窍 好的小米色泽均匀一致，有光润，气味正常，不含杂质。如果小米色泽混杂，碎米和杂质多，则质量不好。

对脾胃的益处

小米营养丰富，素有"代参"的美誉。小米含有易消化吸收的淀粉，能帮助人体吸收营养素；小米能养脾并降胃火，对体虚、腹泻、反胃呕吐者及产后妇女有益。

满分食用法

→ **新鲜小米更滋补。** 因为新鲜的五谷杂粮才具有最旺盛的生命力，其营养成分也最丰富，所以用餐时，一定要尽量吃新鲜的小米。

→ **小米熬粥吃米油。** 小米熬粥不仅好吃，而且营养丰富、全面，尤其不可忽视的是小米粥中的米油，滋补力非常好，相当于人参、熟地等名贵的药材滋补功效。

→ **别用冷自来水煮小米。** 因为水中的氯气在煮的过程中会破坏维生素B_1，使营养素成分流失掉。另外，小米不要清洗次数太多，以免外层营养成分流失。

→ **不能以小米当主食。** 小米的蛋白质成分不是很完整，赖氨酸含量偏低，需要搭配蛋白质组合成分好的肉类和鱼类，才不会造成营养不足。

☺ 这样搭配最健康

小米 + 黄豆 = 保健眼睛和皮肤	小米 + 胡萝卜 = 延缓老化
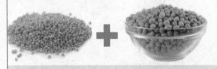	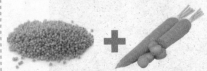
小米的类胡萝卜素在维生素A缺乏时，可转化成维生素A，与黄豆的异黄酮作用，可保健眼睛和皮肤。	小米与胡萝卜都富含类胡萝卜素，在体内能转变成维生素A，可延缓皮肤和眼睛的老化。

健康小贴士

小米治疗失眠的偏方：取小米适量，加水煮粥，晚餐食用或睡前食之，加几枚大枣效果会更好。

脆香小米酥饼

主料 小米200克、面粉30克、鸡蛋1个。

配料 盐、植物油各适量。

做法

1. 将小米洗干净，用热水烫一下，倒掉水，再加沸水煮成稠粥；将米粥盛出，放在盘上，摊开冷却；鸡蛋打散搅匀。

2. 在凉粥中加入蛋浆、面粉、盐、搅拌均匀，根据个人喜好捏成小饼。平锅放火上，放入豆油烧热，把小米饼放在油中，煎熟即可食用。

功效解读 提升食欲、促进消化。

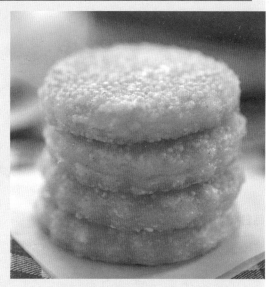

红枣小米粥

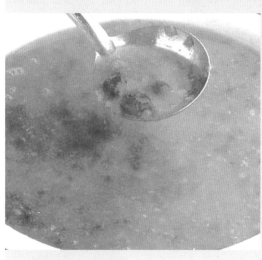

主料 小米100克、红枣10枚。

配料 红糖适量。

做法

1. 红枣提前用水泡软。小米淘洗干净。

2. 锅中放入适量水，大火烧开后加入小米，煮沸后转小火。

3. 45分钟后再加上红枣，再煮10分钟即可。

功效解读 健脾益胃、补血安神。

温馨提示 脾胃不和、容易呕吐、腹泻的患者，可服用此粥调理。

☹ 这样搭配易生病

小米 + 醋 = 营养价值流失

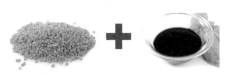

醋中含有机酸，会破坏小米中的类胡萝卜素，小米中的蛋白质在酸性环境中难以消化，这样会降低营养价值。

人群宜忌

宜
- 体质虚弱、消化不良、患有疾病的人
- 神经衰弱、睡眠不佳者
- 产妇坐月子

忌
- 素体虚寒
- 小便清长、气滞的人

糯米 温补的养生食物

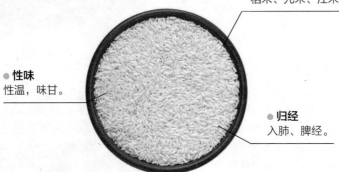

● **别名**
稻米、元米、江米、酒米。

● **性味**
性温，味甘。

● **归经**
入肺、脾经。

每日推荐用量： 40克

营养成分 蛋白质、脂肪、糖类、钙、磷、铁、维生素C、B族维生素、淀粉等。

保健功效 健脾暖胃、补虚、补血。

选购诀窍 好的糯米闻起来有清香，尝一下微甜。抓一把放开，好的糯米不会黏手。

🔍 对脾胃的益处

糯米是一种温和的滋补品，适用于脾胃虚寒导致的反胃、食欲下降、泄泻、尿频和气虚引起的汗虚、气短无力、妊娠腰腹坠胀等症。

🔍 满分食用法

➜ **趁刚做好时食用**。刚烹调好还热乎的、没有油的糯米食品不难消化，这类食品包括糯米饭、糯米粥等，适合消化能力较差的人吃。

➜ **糯米食品宜加热后食用**。糯米中的支链淀粉在加热以后及冷却以后的形态不同，糯米食品冷了以后，特别是加了大量饱和脂肪的糯米食品，淀粉分子会增大，导致难以消化。

➜ **糯米不宜一次性食用过多**。因为糯米性黏滞，若一次性食用太多，难于消化，反而会造成积食。

健康小贴士

对脾胃不好的人来说，一碗热乎乎的糯米粥是一个好的选择，但对糖尿病患者来说，糯米制品会让血糖攀升，是高血糖的帮凶，所以糖尿病患者不宜吃糯米制品。

☺ 这样搭配最健康

糯米 + 红小豆 = 脾健胃、补气血

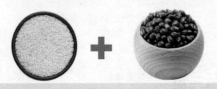

糯米和红小豆一起吃，不但能健脾胃，还能补气血。

糯米 + 红枣 = 安神、和胃

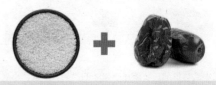

糯米温和滋补，红枣含多种维生素，可以安神和胃，促进睡眠，同时能提高人的免疫机能。

糯米蜂蜜粥

主料 糯米100克。

配料 蜂蜜适量。

做法

1. 糯米淘洗干净，锅内放入适量水，水沸腾后，加入糯米，大火煮沸后转小火，慢慢熬煮1小时。
2. 最后加入蜂蜜即可食用。

功效解读 健脾理气，润养肠胃。

温馨提示 糯米煮粥时不宜用冷水，因为自来水中的氯气在蒸煮的过程中会破坏糯米中的维生素，因此，糯米尽量用开水煮食。

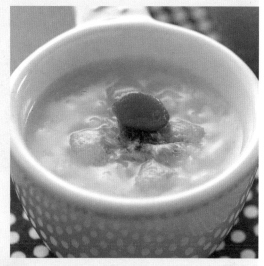

乌鸡糯米粥

主料 乌鸡100克、糯米200克、葱20克。

配料 盐适量。

做法

1. 乌鸡处理好，切块，煮熟。葱切末。
2. 煮糯米粥，快好时加入煮熟的乌鸡肉块，加适量盐调味。出锅时撒上葱末即可。

功效解读 温中健胃，温补虚劳。

温馨提示 乌鸡糯米粥中可适当加些山药、枸杞及香菇等，可增强其滋补功效，因为山药、枸杞都能健脾养胃，香菇还有提高免疫力的作用。

☹ 这样搭配易生病

糯米 + 苹果 = 产生不易消化物质

糯米的主要功能是温补脾胃，但与苹果同食会产生不易消化的物质。

人群宜忌

 宜
- 腹胀腹泻的人
- 寒性体质者

 忌
- 湿热痰火偏盛、发热的人
- 消化不良、体弱的病人
- 肥胖、糖尿病患者

小麦 厚养脾胃强力气

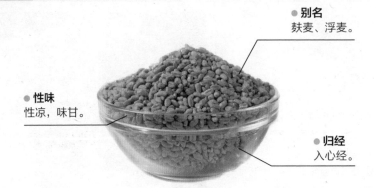

● **别名**
麸麦、浮麦。

● **性味**
性凉，味甘。

● **归经**
入心经。

每日推荐用量：35克

营养成分 淀粉、蛋白质、糖类及钙、磷、铁、脂肪、B族维生素、维生素E等。

保健功效 养心和血、健脾利尿。

选购诀窍 良质小麦颗粒饱满、完整、大小均匀，组织紧密，无害虫和杂质。

对脾胃的益处

小麦一般都要碾粉做成面制品食用，经常食用面粉能强健内脏与脾胃，非常适合容易下痢的人。另外，对于更年期妇女，食用未精制的小麦，还有缓解更年期综合征的效果。

满分食用法

➔ **小麦分为精面粉和全麦面粉。** 精面粉由小麦的胚乳精加工而成，颜色洁白却缺少维生素B等营养素；全麦面粉由全麦磨制而成，颜色呈浅棕色、营养成分保持较好。

➔ **小麦馒头最好烤着吃。** 烤后焦黄部分中的糊精有助于消化，吸附毒素。烤过的面食还有养胃的作用，对缓解胃病有好处。

➔ **以小麦为原料的面包和点心尤其是全麦面包是抗忧郁食物，对缓解精神压力有一定的功效。** 刚出炉的面包还在发酵，不宜马上吃，放上两个小时吃最好。

➔ **最养胃的是面条，面条里有碱，面汤也很有营养。** 早餐吃面，易于消化，但不要太油腻，以清淡为主。

健康小贴士

小麦去皮与红小豆煮粥食用可生津养胃，去水肿，还可以除热，止烦渴。

☺ 这样搭配最健康

小麦 + 大豆 = 提高蛋白质的吸收

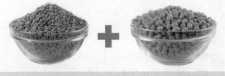

小麦类食品中蛋白质的赖氨酸含量不足，蛋氨酸含量高；而大豆中的蛋白质蛋氨酸低，赖氨酸高。

小麦 + 红枣 = 促进睡眠

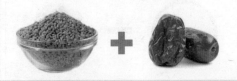

小麦含有赖氨酸，与安神养血的红枣同时食用，可以促进睡眠。

小麦粥

主料 小麦100克、粳米50克、红枣10枚。

做法

1. 将小麦洗净；大米淘洗干净。
2. 锅中加适量水，水煮沸后，放入小麦。
3. 捞去小麦取汁，再加入粳米、大枣同煮，熬至软烂即可。

功效解读 健脾胃、养心神。

温馨小提示 煮小麦粥时，也可先将小麦捣成碎麦，再放入粳米、红枣煮粥食用。

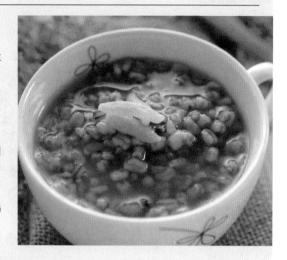

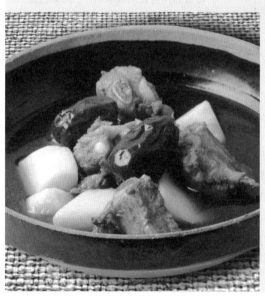

麦枣甘草萝卜汤

主料 小麦100克、萝卜15克、排骨250克、甘草15克、红枣10枚。

配料 盐适量。

做法

1. 小麦洗净、清水浸泡1小时后沥干。排骨烫后捞起冲净。萝卜削皮切块。甘草、红枣洗净。
2. 将所有材料盛入煮锅，加适量水煮沸，转小火炖熟，加盐即可食用。

功效解读 祛湿利尿，强健脾胃。

温馨提示 此汤虽然可用于强健脾胃，但湿浊中阻而脘腹胀满、呕吐及水肿者应禁用甘草。

☹ 这样搭配易生病

小麦 + 枇杷 = 导致腹痛

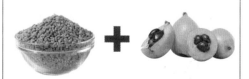

小麦健脾止痢、益肾敛汗、除热止渴，但与枇杷同食易导致腹痛并生痰。

人群宜忌

宜
- 营养不足、消化不良的人
- 心悸不安、多呵欠、失眠多梦者

忌
- 慢性肝病患者
- 糖尿病患者

薏米 提升免疫力之王

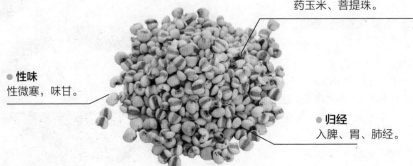

● 别名
薏仁、薏苡仁、六谷米、药玉米、菩提珠。

● 性味
性微寒，味甘。

● 归经
入脾、胃、肺经。

每日推荐用量： 40克

`营养成分` 蛋白质、糖类、磷、钾、维生素A、B族、钙、镁等。

`保健功效` 抗癌、消水肿、养颜美容、改善骨质疏松和脚气。

`选购诀窍` 看米粒是否均匀，有无碎米。抓一小把闻闻味道，是否有异味，潮味。

🔍 对脾胃的益处

脾胃受湿邪侵袭后，容易出现食欲不振、消化不良、腹泻便溏等现象。薏米可以健脾除湿，是最常用的利水渗湿药，所以也是脾胃的保护神，对脾胃受湿邪侵袭后的所有病症都有很好的治疗作用。

🔍 满分食用法

➡ 每餐的适当食用量以50~100克为宜。红薏米是没有去除麸皮的薏米，虽然口感略逊于精制的去麸皮的白薏米，但是营养价值更高，能增强免疫力，对易过敏的人也有帮助，是很好的养生食品。

➡ **薏米有利尿的作用，会促使人体排出更多的水分，食用过量容易使体内的钾、钠离子失衡，所以小便多的人不能过多食用。** 孕妇食用薏米容易导致子宫内羊水减少，所以怀孕期间也不要 多吃。

健康小贴士

用薏米煮粥不好煮，煮薏米粥时，应该把薏米泡10个小时以上，最好是泡隔夜。煮粥时，先用大火烧开在用小火慢熬，这样熬出的粥又香又糯，特别好喝。

☺ 这样搭配最健康

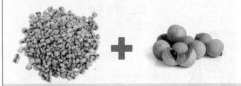

薏米 + 龙眼 = 改善皮肤干燥

薏米富含类胡萝卜素，与龙眼一起食用有助于改善皮肤干燥等问题。

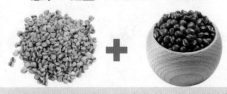

薏米 + 红豆 = 预防贫血、提升食欲

薏米含有维生素 B₆ 和铁，红豆富含叶酸，铁与叶酸都能预防贫血，薏米和红豆一起食用还能刺激食欲。

豆腐薏米粥

主料 薏米30克、糯米20克、嫩豆腐100克、红枣25克。

配料 冰糖适量。

做法

1. 薏米、糯米洗净；豆腐洗净切丁；红枣洗净。
2. 放入薏米、糯米、红枣，加水大火烧开，放入豆腐、冰糖，小火再煮15分钟即可。

功效解读 养胃、清火。

温馨提示 此粥对于因脾胃湿热而引起的青春痘有一定的帮助。

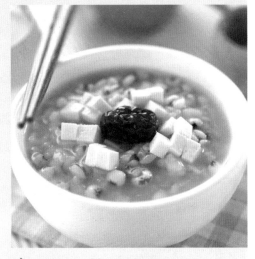

薏米红豆米糊

主料 薏米30克、红豆30克、枸杞5克。

配料 蜂蜜适量。

做法

1. 将薏米、红豆洗净后浸泡1小时；枸杞洗净。
2. 浸泡好后，将所有食材放入豆浆机，按米糊键加工即可，食用时可以调入蜂蜜。

功效解读 健脾胃、消水肿。

温馨提示 除了把红豆薏米打成糊糊食用外，还可用红豆和薏米煮粥食用，红豆薏米粥很清，但不要加入大米增加粘稠度，因为中医恰恰是利用了它这种清的性质来健脾除湿的。

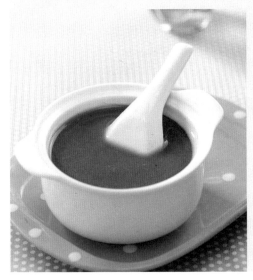

☹ 这样搭配易生病

薏米 + 菠菜 = 失去营养价值

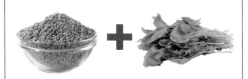

薏米中含有丰富的钙、镁等物质，一旦与含维生素较高的菠菜结合，很容易使维生素C氧化，失去营养价值。

人群宜忌

宜
- 风湿、关节炎、水肿、腹泻者
- 粉刺、扁平疣的人
- 高血压、子宫癌、胃癌患者

忌
- 怀孕初期的孕妇、经期女性
- 排便困难或多尿者

玉米 食物中的软黄金

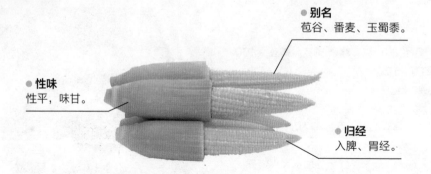

● **别名**
苞谷、番麦、玉蜀黍。

● **性味**
性平，味甘。

● **归经**
入脾、胃经。

每日推荐用量： 50克

营养成分 蛋白质、糖类、膳食纤维素、类萝卜素、硒、镁、铁、磷等。

保健功效 抗癌、抗衰老、改善便秘、增强体力。

选购诀窍 以七八成熟的为好。太嫩，水分太多；太老,其中的淀粉增加蛋白质减少,口味也欠佳。

对脾胃的益处

玉米可调中健脾、利尿消肿，是上佳补品。其所含的膳食纤维可促进肠胃蠕动，预防胃炎，肠胃癌。另外，所含的维生素E有促进细胞分裂、延缓衰老、防止皮肤病变的功能，还能减轻动脉硬化和脑功能衰退。

满分食用法

→ 包裹玉米的外叶容易积存农药，所以最好先把外叶去除，再放入清水中充分洗净。

→ 玉米不宜久放，如果买回来没有尽快煮食，放置太久，容易流失营养素与水分，并且失去原来的甜味。

→ 煮熟或蒸熟的玉米营养更易吸收。吃玉米时，应把玉米粒的胚尖一起吃掉，因为许多营养都集中在胚芽里面。

健康小贴士

玉米的吃法很多，当嫩玉米开始卖时，每天啃一个"煮棒子"最为理想；任何季节都可以用玉米面熬粥食用。熬玉米粥时，加一小匙纯碱或小苏打，可将结合型维生素B_5分离出来，这样更有利于人体吸收。

☺ 这样搭配最健康

玉米 + 豆腐 = 提高蛋白质吸收

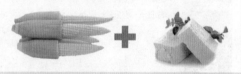

玉米与豆腐两者营养互补，豆腐中的尼克酸可提高人体对玉米中蛋白质的吸收率。

玉米 + 草莓 = 预防黑斑、雀斑

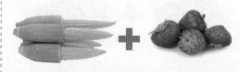

玉米中含有蛋白质，与富含维生素C的草莓同食，能预防黑斑和雀斑的生成。

三丁玉米

主料 玉米粒200克、青豆80克、胡萝卜40克。

配料 盐、白糖、淀粉水适量。

做法

1. 胡萝卜洗净切丁；玉米粒、胡萝卜丁、青豆用开水汆烫。倒油烧至中温，将所有材料下锅拉油捞起。
2. 锅内留油，倒入材料及调味料翻炒均匀，加入淀粉水勾芡。

功效解读 提升食欲。

温馨提示 这道菜也是"三高"人群的最佳美食之一，因为玉米、青豆、胡萝卜都有降糖降脂的作用。

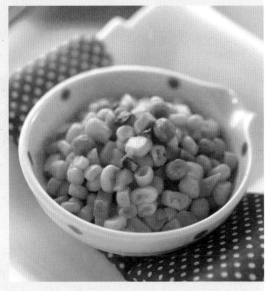

香甜玉米饼

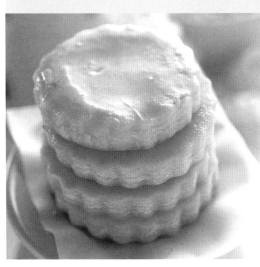

主料 面粉、玉米粉、鲜奶各200克。

配料 白糖、酵母、泡打粉适量。

做法

1. 将面粉、玉米粉、白糖、酵母、泡打粉混合，拌匀，加入鲜奶，揉成团，醒20分钟。
2. 锅中倒油，烧至中温，取粉团拍成小饼状，放入锅中煎至两面金黄。

功效解读 调中气，健脾胃。

温馨提示 煎玉米饼时，火不要过大，以免外煳内生。

☹ 这样搭配易生病

玉米 + 土豆 = 引起身体不适

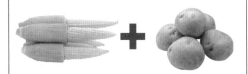

玉米与土豆大量同食，会导致体内吸收太多淀粉，血糖上升。

人群宜忌

宜
- 脾胃气虚、营养不良的人
- 肥胖、便秘、动脉硬化、慢性肾炎水肿者
- 高血压、高脂血、冠心病、脂肪肝者、癌症患者

忌
- 容易胃闷胀气的人

荞麦 理想的保健粮食

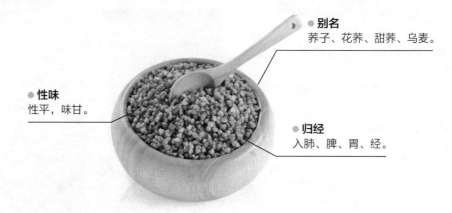

别名
荞子、花荞、甜荞、乌麦。

性味
性平，味甘。

归经
入肺、脾、胃、经。

每日推荐用量： 40克

营养成分 维生素B₁、维生素B₂、维生素E、钙、磷、铁、类胡萝卜素、氨基酸、脂肪酸、亚油酸、烟酸等。

保健功效 健脾益气、开胃宽肠、生津止渴、消食化滞，可降低血脂、预防动脉硬化和高血压。

选购诀窍 应注意挑选大小均匀、质实饱满、有光泽的荞麦粒。

对脾胃的益处

中医认为，荞麦味甘、微酸，性寒，能够降气宽肠，将脾胃中垃圾排除出体外。对于"天天吃荤肉，餐餐大油腻"的人来说，想要解除排便不规律、便秘的烦恼，就要多吃荞麦制品。

满分食用法

➡ 荞麦中所含的维生素P与芸香素属于水溶物质，所以荞麦面等荞麦制品适合煮成汤面，以便将融入汤汁中的营养成分一起完整摄取到体内。

➡ 荞麦若食用过量，会引起消化不良，因此不宜多食，每餐用量不要超过60克。

健康小贴士

脾胃虚寒、消化功能不佳及经常腹泻的人不宜食用荞麦，而且荞麦一次不可食用太多，否则易造成消化不良。最简单的食用方法就是煮荞麦粉，煮的时间不宜过长，但要松软才可食用，最好把汤也喝掉，因为汤汁里溶有芸香甙等营养物质。

☺ 这样搭配最健康

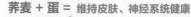

荞麦 + 蛋 = 维持皮肤、神经系统健康

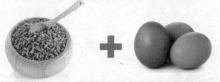

荞麦含有烟酸，蛋含有色氨酸，一起食用能提高身体内的烟酸含量，能帮助维持皮肤、消化系统与神经系统的健康。

荞麦 + 螃蟹 = 维持骨骼、牙齿健康

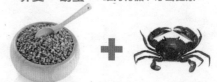

荞麦中的磷与螃蟹中所含的维生素D结合，能帮助磷的吸收和运送，维持骨骼和牙齿的健康。

凉拌荞麦面

主料 荞麦面150克、熟白芝麻5克。

配料 蒜末、辣椒、葱、醋、酱油、糖、辣椒油适量。

做法

1. 取蒜末、香油、醋、酱油、糖、辣椒油拌匀成调味汁。
2. 煮熟荞麦面，捞出，加调味汁拌匀，撒白芝麻即可。

功效解读 清热去火、提升食欲。

温馨提示 荞麦性凉，一次不宜多食，脾胃虚寒、消化功能不佳、经常腹泻的人不宜食用，以防消化不良。

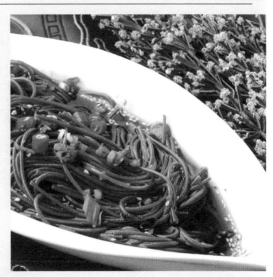

荞麦菜饼

主料 荞麦面200克、韭菜馅100克。

配料 盐、鸡精适量。

做法

1. 荞麦面加水和成面团，切成小块，擀成适当大小。韭菜馅中加入盐、鸡精拌好。
2. 将韭菜馅包入荞麦面饼皮中，下锅炸熟至两面金黄即可食用。

功效解读 降气宽中、排毒清肠。

温馨提示 荞麦民间称之为"净肠草"，韭菜也可通便、净肠。便秘的人，平日里多吃些荞麦韭菜饼，可起到通便净肠的作用。

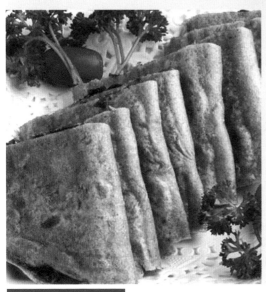

☺ 这样搭配易生病

荞麦 + 海带 = 易造成静脉曲张

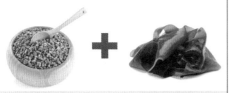

荞麦中的维生素 E 遇到海带中所含的铁，会妨碍维生素 E 的吸收，经常一起食用，会造成静脉曲张。

人群宜忌

宜
- 肥胖、便秘的人
- 胃溃疡、胃炎患者
- 高血压、高血脂、糖尿病、癌症患者

忌
- 脾胃虚寒、腹泻者
- 消化功能不好的人

黄豆 醒脾利湿营养高

● **性味**
性平，味甘。

● **别名**
大豆、黄大豆。

● **归经**
入脾、大肠经。

每日推荐用量： 40克

营养成分 蛋白质、钙、镁、磷、膳食纤维、卵磷脂和异黄酮等。

保健功效 健脾宽中、健身宁心、补虚开胃，可抗癌、改善骨质疏松、减轻更年期症状、降低胆固醇。

选购诀窍 好的黄豆颗粒饱满、无缺损、有光泽。用牙咬黄豆，声音清脆而碎为佳。

🔍 对脾胃的益处

黄豆色黄入脾，最能健脾宽中，脾胃虚弱、消瘦少食的人吃些黄豆，可以逐渐消除食少腹胀、食欲不振的症状。

黄豆益脾胃的另一个重要作用是益气养血，可治疗贫血等症。黄豆还是祛湿的佳品，能够起到消水肿、除湿痹的功效，所以脾胃不好的人，多吃点黄豆是非常有益的。

🔍 满分食用法

➡ 黄豆的营养价值很高，但直接食用会影响蛋白质的吸收，造成肠胃胀气等现象。最好经过加工后再食用，以免消化不良。

➡ 吃黄豆最好是做成豆浆或豆腐食用，因为整粒的黄豆不利于消化和吸收，可以早晨用豆浆机自己制作豆浆，晚上用豆渣蒸窝头。

➡ 喝豆浆的时候要注意干稀搭配，让豆浆中的蛋白质在淀粉类食品的作用下，更为充分地被人体所吸收。

健康小贴士

黄豆制作出的豆浆、豆腐不仅味美，而且具有很高的营养价值，有补钙、瘦身和美容三大功效。爱美的女性平时可以每天喝一杯豆浆，每周食用一次黄豆炖排骨、黄豆炖猪蹄、煮黄豆豌豆汤可起到美颜养生的功效。

☺ 这样搭配最健康

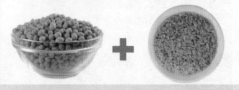

黄豆 + 糙米 = 营养均衡

糙米中富含B族维生素及多种微量矿物质，与黄豆搭配食用，能均衡营养，功效加倍。

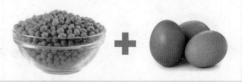

黄豆 + 鸡蛋 = 蛋白质吸收加倍

黄豆和鸡蛋都含有丰富的蛋白质，搭配食用，能大大提高大豆蛋白的吸收率。

健脾胃私房菜

菜心黄豆

主料 菜心200克、黄豆100克。

配料 红辣椒、盐各适量。

做法

1. 黄豆洗净浸泡好后煮熟，菜心洗净切段，辣椒切小块。
2. 将黄豆、菜心、辣椒入锅翻炒，加盐即可。

功效解读 健脾利湿、补虚养生。

温馨提示 菜心品质柔嫩，所以在炒制过程中尽量快炒，不要加水或少加水，否则菜心的营养和品质都会受影响。

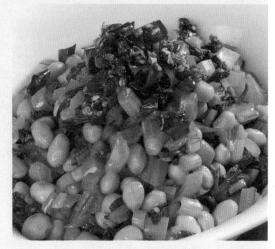

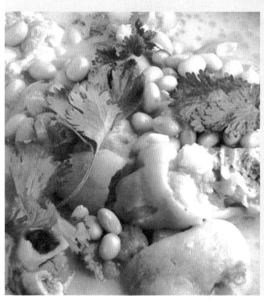

黄豆煨猪手

主料 猪手1只、黄豆200克。

配料 姜、盐、冰糖、料酒、高汤各适量。

做法

1. 猪手焯烫，先与姜炒一下。加入盐、料酒、高汤，倒入黄豆。
2. 大火烧半小时后转小火，放入冰糖，焖2小时即可。

功效解读 促进消化、美容养颜。

温馨提示 猪手腥臭味比较重，需要冷水下锅，随着温度升高，其中有味的血污也会随之焯出，加花雕酒可以帮助挥发腥味，增加香味。

☺ 这样搭配易生病

黄豆 + 酸奶 = 干扰钙吸收

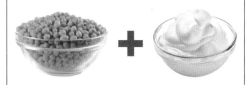

酸奶含有丰富的钙，但黄豆含有植酸，会影响对钙的吸收和消化。

人群宜忌

宜
- ➋ 肥胖、心血管疾病患者
- ➋ 高血压、冠心病、糖尿病患者
- ➋ 脑力劳动者

忌
- ➋ 痛风、尿酸过多者
- ➋ 对黄豆过敏者

第二章 养脾胃必吃的食物调补

63

肉类

牛肉　养脾胃肉中骄子

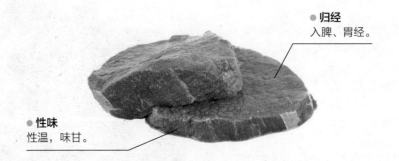

● 归经
入脾、胃经。

● 性味
性温，味甘。

每日推荐用量：50克

营养成分 蛋白质、脂肪、维生素A、B族维生素，铁、钙、锌等。

保健功效 滋养脾胃、益气血、强健筋骨。

选购诀窍 牛肉应挑选外观完整、色泽鲜红、湿润有弹性、脂肪为白色或奶油色者。

对脾胃的益处

牛肉味甘性温，有暖中补气、健养脾胃等作用，是常用的补脾佳品，对于大病初愈、精神体力处于恢复阶段的人来说，如果给他们吃鸡肉羊肉等发物，易引起旧病的复发。而吃偏阴寒的猪肉和鱼肉，又可能导致阴寒过重。唯有吃些专补脾胃的牛肉，效果最佳。

满分食用法

➡ 因牛瘦肉是锌的主要来源之一，易被人体吸收。每周吃3~4次，每次60克左右，可预防缺锌性贫血。

➡ 牛肉特别适合生长发育期的儿童、青少年食用，也有利于手术后、病后调养的人补血、修复身体组织。

➡ 炖牛肉时加入适量生姜，不但能增添美味，还有温阳祛寒的作用。

健康小贴士

牛肉不易熟，烹饪时放一个山楂或一块橘皮可以使其易烂。西方现代医学研究认为，牛肉属于红肉，含有一种恶臭乙醛，过多摄入不利健康。所以牛肉不宜常吃，一周3~4次为宜。

☺ 这样搭配最健康

牛肉 + 洋葱 = 消除疲劳

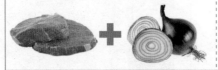

牛肉含丰富的维生素 B_1，与洋葱中的蒜素结合，能消除疲劳，帮助集中注意力。

牛肉 + 青椒 = 延缓老化

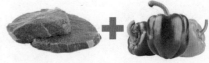

牛肉含维生素 B_2，青椒含类 胡萝卜素和维生素 C，搭配煮食，有维持毛发、肌肤与指甲健康的效果，并可预防动脉硬化

土豆烧牛肉

主料 牛肉200克、土豆100克。

配料 葱、姜、辣椒、八角、冰糖、料酒、酱油、盐各适量。

做法

1. 牛肉、土豆洗净切块，牛肉略煮后捞出。
2. 锅中放入油，放入葱、姜、辣椒、八角翻炒，倒入牛肉炒匀，加少许料酒和酱油。
3. 加水烧开，放入土豆块，加盐。小火炖至土豆熟烂，汤汁减少即可。

功效解读 增加元气、补益脾胃。

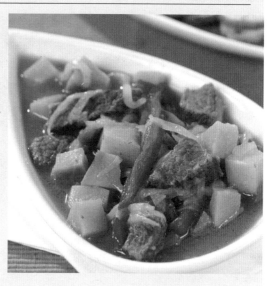

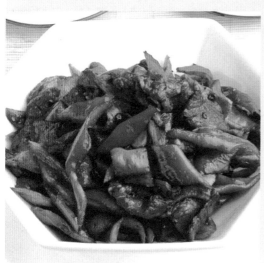

青红椒炒牛肉

主料 牛里脊200克、青椒5个、红椒2个。

配料 植物油、蒜、姜、盐、料酒、酱油各适量。

做法

1. 牛里脊切片；青、红椒切丝。
2. 锅中加油入姜、蒜炒香，加入牛肉炒至七成熟后捞出。
3. 锅中留油，倒入青红椒炒熟，加盐，再将牛肉倒入快速炒匀即可。

功效解读 提升食欲、补养脾胃。

☹ 这样搭配易生病

牛肉 + 栗子 = 引起肠胃不适

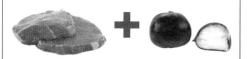

人体消化牛肉中的蛋白质与栗子中的淀粉，所需胃酸浓度不同，会导致食物在胃肠中消化吸收的时间延长。

人群宜忌

宜	● 头晕目眩、身体虚弱、酸软无力者 ● 贫血、营养不足的人
忌	● 内热体质、过敏、湿疹者 ● 痛风、肾炎患者

羊肉 暖胃必吃的佳品

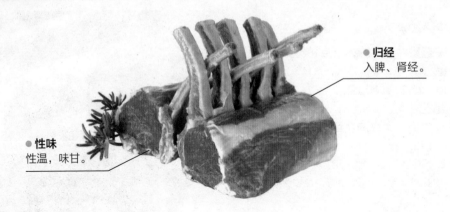

●归经
入脾、肾经。

●性味
性温，味甘。

每日推荐用量：40克

营养成分 蛋白质、脂肪、钙、磷、维生素B$_1$、维生素B$_2$、烟酸等。

保健功效 补气血、健脾胃、助元阳。

选购诀窍 羊肉以色泽鲜红、肉质紧实、大理石纹路明显、优质分布均匀者为佳。

🔍 对脾胃的益处

中医学认为，羊肉味甘性热，有暖中祛寒、温补气血、开胃健脾等作用，能治疗脾胃虚寒引发的反胃、身体瘦弱、畏寒和腰膝酸软等症状。羊肉还可以增加消化酶，保护胃壁，帮助消化，很适合体虚胃寒者食用。

🔍 满分食用法

→ 烹调时可以先将羊肉放入沸水中烫一下，去除羊膻味，也可以加入山楂、萝卜或者用葱、姜、茴香等辛香料来烹煮，以掩盖羊膻味。

→ 羊肉片先用水淀粉、酒腌制一下，过油后再炒，会让肉质更滑嫩。

→ 要少吃烤羊肉串，因为烤羊肉串在熏烤的过程中会产生致癌物，常吃这类食品，会使致癌物质积存在体内。

健康小贴士

羊肉性温热，吃多了容易上火，因此，涮羊肉时最好搭配些凉性和甘平性的蔬菜，如冬瓜、菠菜、白菜等。

☺ 这样搭配最健康

羊肉 + 豆腐 = 降低胆固醇

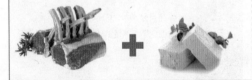

羊肉含胆固醇，豆腐含有卵磷脂和异黄酮，有降低胆固醇的功能，此外，豆腐性凉，吃羊肉火锅时如果加上一点豆腐，能避免上火。

羊肉 + 白萝卜 = 脾胃功能失调

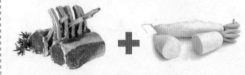

羊肉性温热，是冷天暖身的好食物，如果在配上性凉的萝卜，吃后不仅滋补作用更强，还不会上火。

粉丝羊肉丸子

主料 羊肉馅250克、粉丝50克。

配料 葱、姜、花椒、盐各适量。

做法

1. 羊肉馅加花椒水搅拌，做成丸子。粉丝泡发。

2. 羊肉丸放至锅中煮，快熟时加入粉丝，加盐调味即可。

功效解读 祛寒补虚，强健脾胃。

温馨提示 做羊肉丸子时，在羊肉中加入少量鱼肉和西红柿，便可使成品既无膻味又嫩滑爽口。

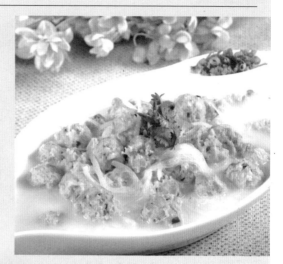

红烧羊肉

主料 羊肉350克。

配料 葱、姜、花椒粉、盐、清汤各适量。

做法

1. 羊肉洗净切片，葱切段、姜切片。炒锅倒油烧热放入羊肉，加酱油、料酒，使羊肉上色入味。

2. 放入葱段、姜片、胡椒粉，加入适量清汤，大火煮开后小火收汁，最后加盐即可。

功效解读 温中暖胃，温养气血。

温馨提示 在红烧羊肉时，加一些萝卜不但可以增加滋味，而且使羊肉更易煮酥。

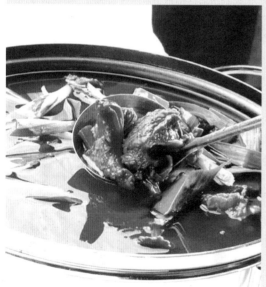

☹ 这样搭配易生病

羊肉 + 茶 = 容易造成便秘

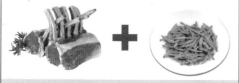

羊肉含有丰富的蛋白质，而茶叶中含有较多的鞣酸。羊肉和茶一起食用，会产生鞣酸蛋白质，使肠的蠕动减弱，大便水分减少，引发便秘。

人群宜忌

宜
- 胃寒、体虚、气血两虚的人
- 骨质疏松者
- 男性肾虚者

忌
- 肝病、高血压、急性肠胃炎患者
- 感染性疾病患者
- 发热、牙痛等上火症状者

鸡肉 补脾胃又益五脏

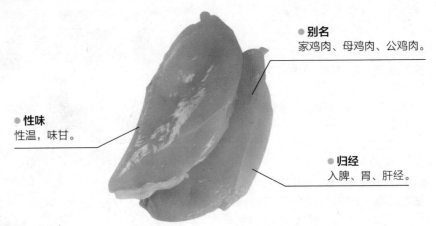

● **别名**
家鸡肉、母鸡肉、公鸡肉。

● **性味**
性温，味甘。

● **归经**
入脾、胃、肝经。

每日推荐用量：60克

营养成分 蛋白质、脂肪、糖类、维生素A、B族维生素、钙、磷、铁、铜等。

保健功效 温脾养胃、益气补血、补虚损、强筋骨。

选购诀窍 新鲜的鸡肉，饱满，富有光泽，且具有鲜鸡肉的正常气味。表面微干，不黏手，用手指压后的凹陷可以立刻恢复。

🔍 对脾胃的益处

在中医看来，鸡最重要的药用功效就是补虚。无论是脾胃虚弱引起的乏力、头晕等症状，或者是由肾精不足所导致的小便频繁、耳聋、精少精冷等症状，都可食用鸡肉来补虚止损。其中，又以乌鸡的药用价值最高，对脾虚、血虚、气虚等各类虚证，均有良好疗效。

🔍 满分食用法

➲ 鸡汤中有从鸡油、鸡皮、肉与骨中溶解出来的水溶性小分子蛋白质与脂肪，最好将浮油捞去，以减少油脂的摄取量，避免肥胖。

➲ 将鸡肉与党参、茯苓、薏米、白术一起炖食，可用于脾胃虚弱、泻痢、水肿等。

➲ 鸡肉买回后应立即包好，放冷冻室保存，最好2天内吃掉。因为鸡肉容易变质，必须蒸煮熟透后食用。

☺ 这样搭配最健康

鸡肉 + 香菇 = 预防中风及大肠癌

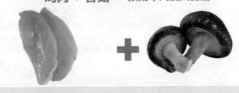

鸡肉中含有甲硫氨基酸，与香菇中的膳食纤维共同发挥作用，能帮助排泄，预防中风及大肠癌。

鸡肉 + 青椒 = 防止动脉硬化

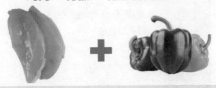

鸡肉富含维生素 B_2，青椒富含维生素 C，同吃能防止动脉硬化，减轻压力，维持毛发、肌肤和指甲的健康。

鸡肉 + 圆白菜 = 预防贫血、促进发育

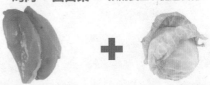

鸡肉富含维生素 B_{12}，圆白菜含丰富叶酸，一起食用有助于叶酸的吸收，叶酸是帮助红细胞生成的重要营养素，能促进发育，预防贫血。

鸡肉炒西兰花

主料 鸡肉150克、西兰花100克。

配料 姜、蒜、盐各适量。

做法

1. 鸡肉、西兰花、姜、蒜洗净切好。锅内放姜、蒜炒香，放入鸡肉翻炒。
2. 再加西兰花翻炒一会儿，加适量水、盐，焖煮几分钟即可。

功效解读 温补脾胃、增强体力。

温馨提示 在做这道菜时，要使鸡肉吃起来滑嫩可口，需要事先加些盐与水浆它，在浆时，盐不要放太多以免过咸。

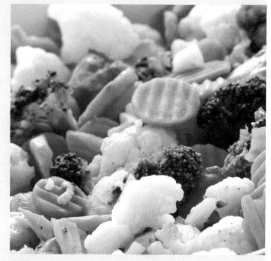

红枣鸡肉汤

主料 鸡1只、红枣10枚、西兰花20克。

配料 生姜、盐各适量。

做法

1. 鸡去内脏与鸡皮，洗净，切块。西兰花洗净切块。
2. 把全部用料放入锅里，加水，大火煮沸后，转小火煲3小时，加盐调味即可。

功效解读 补血安神、益胃健脾。

温馨提示 加中药珧柱25克左右炖煮，健脾补气、滋阴养血的功效更强。珧柱烹煮前须先浸透，否则其香、甜味无法渗出，进食时会觉得硬而且带腥。

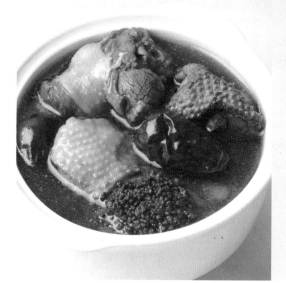

☹ 这样搭配易生病

鸡肉 + 蒜 = 造成身体不适

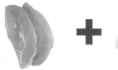 **+**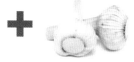

鸡肉与蒜同吃，不但性味不搭，还容易造成气滞，使身体不适。

人群宜忌

宜
- ⊕ 体质虚弱的人
- ⊕ 营养不良、气血不足的人
- ⊕ 产后缺乳患者

忌
- ⊕ 肾病、尿毒症患者
- ⊕ 胃、胆疾病及胆结石患者

鸭肉　益胃生津且滋阴

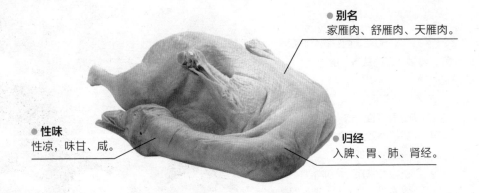

● **别名**
家雁肉、舒雁肉、天雁肉。

● **性味**
性凉，味甘、咸。

● **归经**
入脾、胃、肺、肾经。

每日推荐用量： 30克

`营养成分` 蛋白质、脂肪、维生素A、B族维生素、铁、铜、锌、钾、钙、磷等。

`保健功效` 益脾胃、滋阴养血、利水消肿。

`选购诀窍` 选购鸭肉时，应选择胸骨匀称、脚翅外形正常。肉质结实有弹性，表皮无破损、无异味者为佳。

🔍 对脾胃的益处

脾胃湿热的人，如无缘无故的出现胸闷不适、食欲不佳、四肢无力、精神委靡的，鸭肉是最佳的补品，因为鸭肉具有滋阴之功，养胃之劳，利水之用，对消除脾胃的湿热非常有用。

健康小贴士

有报道，法国西南部的加斯科尼人很少患心脏病，原因可能是他们惯用鸭油、鹅油做菜。鸭子虽很好，但感冒患者不宜食用鸭肉，否则可能会加重病情。

🔍 满分食用法

➡ 鸭肉的脂肪含量适中，均匀分布于全身组织，脂肪酸中含不饱和脂肪酸，容易被人体消化吸收。

➡ 为预防禽流感疾病，在处理及烹调鸡、鸭、鹅等禽类食物时，一定要完全煮熟才行。

➡ 鸭肉烹煮时间越久，维生素流失越多，大火快炒至熟可保留较多的营养素。

☺ 这样搭配最健康

母鸭 + 姜 = 温补身体

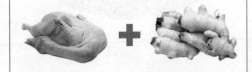

鸭肉滋阴，生姜性温，用老母鸭和姜同食，可促进血液循环。

鸭肉 + 山药 = 健脾止渴、消除油腻

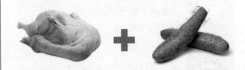

两者同食可消除油腻，健脾止渴、固肾益精。

鸭肉 + 海带 = 软化血管，降低血压

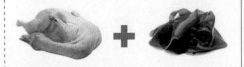

鸭肉与海带共食可软化血管，降低血压，对老年性动脉硬化、高血压、心脏病有疗效。

白鸭冬瓜汤

主料 白鸭1只、冬瓜300克，枸杞子10克。

配料 盐适量。

做法

1. 冬瓜去皮、瓤，洗净切块，枸杞洗净。
2. 白鸭放入锅中，加适量水煮半小时，然后放入冬瓜、枸杞煮熟，加盐即可。

功效解读 祛湿利水、补养脾胃。

温馨提示 此方虽具有健脾益气，滋阴补虚，利水退肿的功效，但由于该汤性寒凉，胃阳虚者、外感者、腹泻者不能食用此汤。

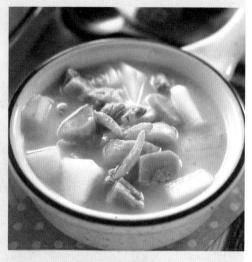

竹笋鸭子汤

主料 鸭肉500克、竹笋300克。

配料 姜、盐各适量。

做法

1. 将鸭肉洗净斩块，在开水中煮5分钟备用，竹笋切片。
2. 锅内加水，放入鸭块，水开后撇去浮沫。鸭肉将熟时加入笋片、放入姜，加盐炖至鸭肉软烂即可。

功效解读 滋阴补身、健脾胃。

温馨提示 有过敏性疾病的患者，在吃笋时应先少量尝点，如有反应，马上停止，而已有明确竹笋过敏者则应避免再次食用竹笋。

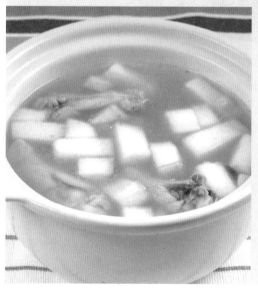

☹ 这样搭配易生病

鸭肉 + 核桃 = 营养价值消失

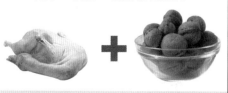

鸭肉中所含的蛋白质与矿物质，若与核桃中的植酸相结合，会降低彼此的营养价值。

人群宜忌

宜
- 低热、腹水、水肿的人
- 病后体虚者

忌
- 腹部冷寒、易腹泻、腰痛者
- 体寒、月经量少、痛经者
- 急慢性肝炎、黄疸、肾炎、水肿者

猪肚 补胃健脾助消化

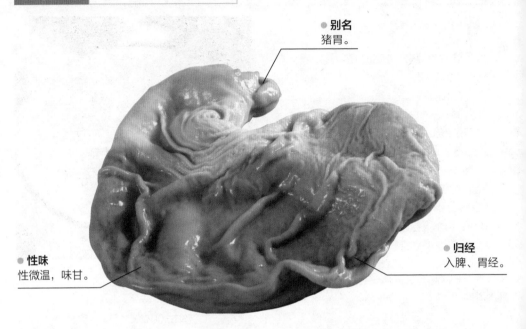

● **别名**
猪胃。

● **性味**
性微温，味甘。

● **归经**
入脾、胃经。

每日推荐用量： 30克

[营养成分] 蛋白质、脂肪、B族维生素、矿物质等。

[保健功效] 补充体力、补胃健脾、帮助消化、利尿通便。

[选购诀窍] 新鲜的猪肚，白色中略带浅黄色，有光泽，黏液较多，有弹性，质地坚挺厚实，无臭味和异味。

对脾胃的益处

猪肚、猪肠及牛肚均含蛋白质、脂肪，能补充体力。猪肚可健脾胃、帮助消化、通血脉、益气，并能帮助排尿，预防尿潴留。

满分食用法

→ 应避免用油炸、油煎的方式烹调，烹煮时可以用纸吸去多余的油，或者将汤冷藏后，把浮面上冻结的脂肪块撇掉，避免吃进过多的脂肪。

→ 山药肚片粥，可补中益气，保健脾胃，帮助下垂脏器复原。

☺ 这样搭配最健康

猪肚 + 白胡椒 = 治疗胃寒

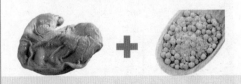

猪肚能提供热量、补益脾胃；而白胡椒气味辛辣强烈，能促进食欲、暖肠胃，与猪肚相配合，可治胃寒症。

猪肚 + 啤酒 = 易造成痛风

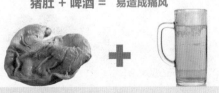

猪肚的嘌呤含量很高，再配上嘌呤含量很高又含酒精的啤酒，会产生过高的尿酸，易引发痛风。

猪肚炖莲子

主料 猪肚1个、水发莲子（去心）20粒。

配料 植物油、姜、面粉各适量。

做法

1. 姜洗净切丝，猪肚用面粉、盐分别揉搓，反复清洗干净。
2. 生姜切丝；猪肚、莲子炖熟，切块。
3. 锅置火上，倒入植物油，油烧热，下姜丝煸香，放入猪肚莲子烩炒，加盐即可。

功效解读 补脾益气、帮助消化。

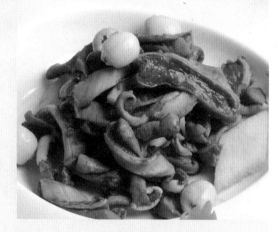

车前草猪肚汤

主料 车前草15克、薏米50克、猪肚1个，红枣5枚。

配料 姜、盐各适量。

做法

1. 猪肚用面粉、盐分别揉搓，反复清洗干净。
2. 薏米提前浸泡10小时，车前草洗净。
3. 将所有材料一起下锅，加水，大火煮沸后改小火煲2小时，加盐即可。

功效解读 健脾胃、通血脉。

温馨提示 本汤可用于治疗脾胃气虚所致的胃下垂、泄泻等症，但由于此汤过于寒凉，而且薏苡仁有滑胎作用，脾胃虚寒、肾虚尿频者及孕妇应慎用。

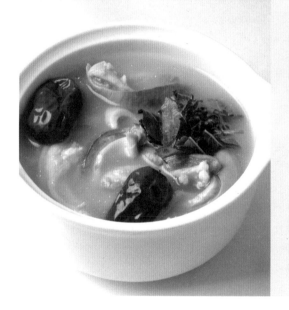

☹ 这样搭配易生病

猪肚 + 豆腐 = 引起消化不良

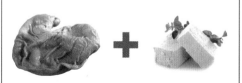

猪肚与豆腐同吃，容易引起消化不良，造成腹痛。

人群宜忌

宜	● 小便失禁的人 ● 上火、肾虚者
忌	● 感冒或腹胀的人 ● 痛风、高血脂、高尿酸血症者

第二章　养脾胃必吃的调补食物

火腿 健脾开胃还解馋

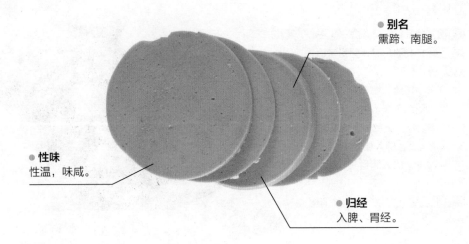

● **别名**
熏蹄、南腿。

● **性味**
性温，味咸。

● **归经**
入脾、胃经。

每日推荐用量： 50克

`营养成分` 蛋白质、脂肪、糖类、维生素B_1、维生素B_6、维生素B_{12}、烟酸、铁、钙、磷、钾、铜、锌等。

`保健功效` 健脾开胃、生津益血。

`选购诀窍` 火腿肉块的外表应干燥、清洁，无虫蛀现象，肉皮坚硬，肉质结实。火腿肉应是紧密且富有弹性，其切面为红色，色泽均匀。

🔍 对脾胃的益处

火腿富含蛋白质和矿物质，并含有18种氨基酸，包括8种人体不能自行合成的必需氨基酸。火腿经过腌制发酵分解，各种营养成分更容易被人体吸收，并能健脾开胃，增进食欲，适合身体滋补。

🍴 满分食用法

➡ 火腿性温、冬瓜性微凉，放在一起煮汤，能补充营养。清热化痰、消暑退火，再加上富含维生素C的番茄等食材，能减少熏制食物致癌的风险。

➡ 火腿切忌炒食，也切忌用酱油、辣椒、茴香、桂皮等调味品，这些浓味会冲淡或压倒火腿特有的清香味。

健康小贴士

素火腿是著名净素冷菜，是将豆腐皮用调料浸泡入味，用布和绳子包捆成圆筒状而成，此菜色泽棕褐油亮，质地柔软，味道鲜美，耐嚼耐品，可与火腿媲美。更为重要的是，素火腿属于黄豆制品，健脾功效与肉火腿相比同样毫不逊色，并有益肺固肾的功效。

☺ 这样搭配最健康

火腿 + 色拉油 = 消除疲劳

火腿含丰富的 B 族维生素，色拉油富含维生素 E，同食能消除疲劳并防止动脉硬化。

西瓜火腿沙拉

主料 西瓜半个、火腿1个。

配料 沙拉酱适量。

做法

1. 西瓜洗净去皮，切小片；火腿切薄片，一起放入碗中。

2. 根据自己的口味，加适量沙拉酱拌匀即可食用。

功效解读 清口开胃，促进消化。

温馨提示 西瓜具有清热的功效，含热量极低，与火腿做成冷盘，具有良好的减肥功能。

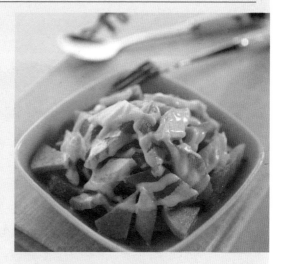

凉拌火腿

主料 金华火腿250克。

配料 生抽、醋、香油、葱、蒜适量。

做法

1. 火腿切片后摆盘，放入蒸锅蒸熟，取出晾凉；葱、蒜切末。

2. 加入生抽、醋、香油拌匀，加葱末、蒜末即可。

功效解读 健牌开胃,生津益血。

温馨提示 火腿肠最好凉拌、煮汤或直接吃。如果炒菜、烧烤的话，一来会带来营养损失，二来会加入更多盐，对人体的健康不利。

☹ 这样搭配易生病

火腿 + 酸奶 = 增加致癌的风险

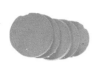 +

火腿在加工的过程中会添加亚硝酸盐，而酸奶中有乳酸菌，会在代谢后产生乳酸和氨基酸。当亚硝酸盐碰上有机酸及氨基酸时，会转为致癌物质亚硝胺。

人群宜忌

宜
- 气血不足者
- 脾虚久泻、胃口不开者
- 体质虚弱、腰脚无力者

忌
- 肝病、急慢性肾炎患者
- 浮肿、水肿、腹水患者
- 孕妇和哺乳期女性

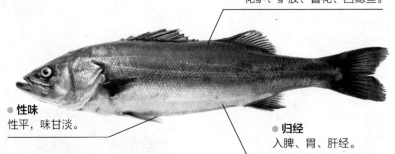

鲈鱼 益气健脾消水肿

鱼类

●别名
花鲈、鲈胶、鲁花、四鳃鱼。

●性味
性平，味甘淡。

●归经
入脾、胃、肝经。

每日推荐用量：65克

`营养成分` 蛋白质、脂肪、烟碱酸、维生素A、B族维生素、维生素D、维生素E、钾、钙、铁、锌、铜等。

`保健功效` 益气健脾、利水消肿。

`选购诀窍` 挑选鲈鱼时选腹尾大者，肉较多而新鲜。

🔍 对脾胃的益处

鲈鱼富含优质蛋白，鱼肉细嫩、易于咀嚼吸收，脂溶性维生素含量高，对肠、胃手术后的病患，或消化性溃疡患者而言，是很适宜的调养食物。鲈鱼中的维生素A，能维持肠胃器官黏膜组织润滑、健康，避免肠胃黏膜因反复受到损伤，出现溃疡。

🔍 满分食用法

➡ 鲈鱼的热量很低，脂肪含量很少，每100克中，只有0.1克的脂肪，但蛋白质含量很高，是适合胃病患者的营养食品。

➡ 清蒸最能吃出鲈鱼的鲜味，红烧或清炖鱼汤也很合适。但是不宜和中药材荆芥或牛油同食。

健康小贴士

将鲈鱼去鳞剖腹洗净后，放入盆中倒一些黄酒，就能除去鱼的腥味，并能使鱼滋味鲜美。为了保证鲈鱼的肉质洁白，宰杀时应把鲈鱼的鳃夹骨斩断，倒吊放血，血污流尽后放在砧板上，从鱼尾部跟着脊骨逆刀上，剖断胸骨，将鲈鱼分成软、硬两边，取出内脏，洗净血污即可。

☺ 这样搭配最健康

鲈鱼 + 豆腐 = 增加蛋白质吸收

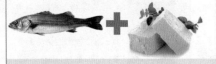

鲈鱼与豆腐一起食用，能增加人体对蛋白质的吸收。

鲈鱼 + 菊花 = 补虚壮体

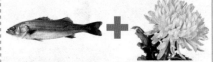

鲈鱼健脾益肾，菊花清热去火，二者搭配风味独特，还具有补虚壮体的功效。

清蒸鲈鱼

主料 鲈鱼1条。

配料 辣椒丝、姜丝、蒜末、高汤各适量。

做法

1. 鲈鱼处理好，放入锅中，大火蒸20分钟后取出。
2. 辣椒丝、姜丝、蒜末在高汤中煮沸，浇在鱼上即可。

功效解读 帮助消化、减肥瘦身。

温馨提示 烹制鲈鱼时，最好先把内脏除去，清洗干净后再进行烹调。

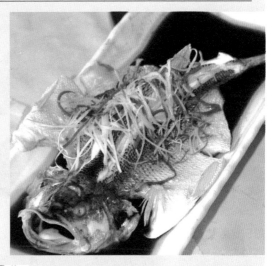

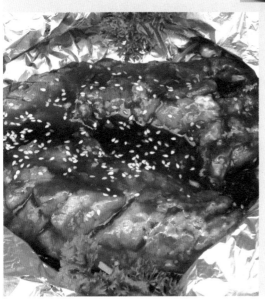

秘制鲈鱼

主料 鲈鱼1条、香葱、白芝麻各适量。

配料 盐、料酒、面粉、叉烧酱各适量。

做法

1. 鲈鱼用少许盐、料酒腌制30分钟。吸干水分，拍上一层面粉，入锅煎至两面金黄。炒制叉烧酱后加水烧开，放入煎好的鱼，小火收汁。
2. 铺锡纸，把鱼和汁倒入，最后撒上香葱和芝麻即可。

功效解读 健脾消食、清热利尿。

温馨提示 此菜有治疗慢性腹痛、腹泻等病症的作用，如果想要效果更好，可将鲈鱼肉、白术、陈皮一起煮汤食用。

☹ 这样搭配易生病

鲈鱼 + 奶酪 = 导致腹泻

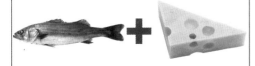

奶酪味酸性寒，鲈鱼富含蛋白质，二者同食易导致腹泻。

人群宜忌

宜	➋ 贫血、头晕、水肿者 ➋ 孕妇胎动者
忌	➋ 皮肤病患者、过敏者 ➋ 痔疮、脓肿的人

鲫鱼 滋补脾胃促消化

● **别名**
鲫瓜子、喜头。

● **性味**
性平，味甘。

● **归经**
入脾、胃、大肠经。

每日推荐用量：70克

营养成分 蛋白质、脂肪、维生素A、B族维生素、铁、钙、磷。

保健功效 温中下气、和胃补虚、消肿去毒、利水通乳，促进消化、提高记忆力。

选购诀窍 鱼体光滑、整洁、无病斑、无鱼鳞脱落为佳。

🔎 对脾胃的益处

鲫鱼有健脾利湿、和中开胃、活血通络、温中下气的功效，对脾胃虚弱、水肿、溃疡、气管炎、哮喘等都有很好的滋补食疗作用。难怪《本草经疏》中评价说"诸鱼中惟此可常食"。

🔎 满分食用法

➡ 由于鲫鱼的生长时间较长，因而比较适合炖汤。汤汁不但营养丰富，而且非常鲜嫩易消化。

➡ 烹饪时，鲫鱼和陈皮一起煮，健脾益胃的功效会更显著。

➡ 烹饪前，把鲫鱼放在牛奶中浸泡一会儿，能帮助去除腥味，还有提鲜的作用。

健康小贴士

鲫鱼肉味鲜美，做法多种多样，既可清蒸、炖煮，也可红烧、煎炸、煮汤。但鲫鱼清蒸或煮汤营养效果最佳；若经煎炸则食疗功效会打些折扣。鲫鱼子中胆固醇含量较高，故中老年人和高血脂、高胆固醇者应尽量少食。

☺ 这样搭配最健康

鲫鱼 + 黑木耳 = 降脂降压、抗老化

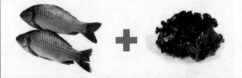

鲫鱼和黑木耳中的核酸含量丰富，且脂肪含量低，蛋白质含量高，两者搭配可降脂降压、抗衰老。

鲫鱼 + 花生 = 有利于吸收和利用鲫鱼营养

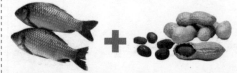

花生富含维生素E，抗氧化能力强，有效抑制鲫鱼中的不饱和脂肪酸被氧化为饱和脂肪酸，有利于人体对鲫鱼营养的吸收和利用。

萝卜丝鲫鱼汤

主料 鲫鱼1条，白萝卜半个。

配料 葱花、香菜、盐各适量。

做法

1. 油锅烧热后，放入切断的葱及鲫鱼，翻炒片刻后，加水后用大火烧开，煮30分钟左右。

2. 转为小火，放入切好的萝卜丝炖半个小时，最后加盐即可。

功效解读 助消化、祛湿健脾。

温馨提示 此菜的作用是利水消肿，鲫鱼与冬瓜炖汤，喝汤吃鱼，每天一次，同样可以起到消除水肿的作用。

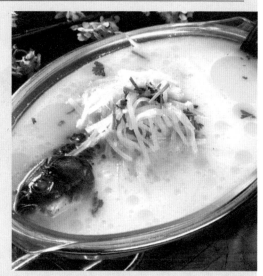

清蒸鲫鱼

主料 鲫鱼1条、粉丝80克、青辣椒和红辣椒各适量。

配料 生抽、盐、上汤各适量。

做法

1. 青红椒洗净切丝；鲫鱼肉切片，用适量调味品腌20分钟，上锅蒸熟。

2. 将泡好的粉丝放入，撒上青红椒丝，用烹好的汤汁浇在蒸好的鲫鱼上即可。

功效解读 清热生津，健脾开胃。

温馨提示 鲫鱼与豆腐炖汤，适合儿童感冒时食用，一方面可以增加营养，另一方面可以清热生津、健脾开胃，有利于小儿身体早日康复。

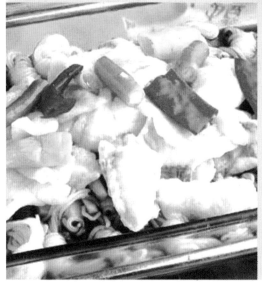

☹ 这样搭配易生病

鲫鱼 + 芥菜 = 引起水肿

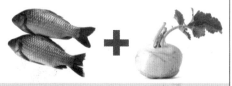

鲫鱼有消肿解毒功效，芥菜通常腌制后食用，含盐较多，两者同食，会引起水肿。

人群宜忌

宜
- 脾胃虚弱、食欲不振、营养不良的人
- 水肿、肾炎、高血压、慢性久痢的患者

忌
- 感冒、发烧者忌食
- 痛风患者

鳕鱼　补充营养健脾胃

● 别名
圆鳕、扁鳕。

● 性味
性平，味甘。

● 归经
入肺、脾经。

每日推荐用量：50克

营养成分 蛋白质、EPA、DHA、维生素A、B族维生素、维生素C、维生素E、烟碱酸、牛磺酸、钾、钙、磷、铁、镁、锌等。

保健功效 补充营养、活血止痛、保护肠胃黏膜。

选购诀窍 新鲜的鳕鱼没有鱼腥味，肉质坚韧且有弹性。

🔍 对脾胃的益处

鳕鱼属深海鱼类，含有丰富的维生素B群、维生素E和钙、镁、锌等矿物质，能消除疲劳，提升食欲，可预防因紧张产生的肠胃溃疡、大肠炎症。其所含的EPA、DHA不饱和脂肪酸，能增强细胞活力，保护肠胃，对消化能力不好或者手术后需要补充体力的肠胃病患者，是适合的营养食物。

🔍 满分食用法

→ 市面上售卖的鳕鱼多为冷冻切片的圆鳕或扁鳕，前者肉质细嫩，后者肉质松软。均适合于煎、清蒸、烧烤。

→ 以清蒸的方式烹调，最能吃出鳕鱼的原味，蒸的时间不要太长，避免营养流失，口感变差。

→ 鳕鱼中含有牛磺酸，能强化肝脏解毒的功能，需要经常应酬、喝酒、吃大餐的人，可适量用鳕鱼来补充牛磺酸，加速胃、肝脏代谢残余酒精成分，保护器官功能。

健康小贴士

鳕鱼营养价值高，但不好储存。把盐撒在鱼肉上，然后用保鲜膜包起来，放入冰箱冷冻室，这样不仅可以去腥、抑制细菌繁殖，还能增添鳕鱼的美味及延长保存期。

☺ 这样搭配最健康

鳕鱼 + 香菇 = 健脑补脑	鳕鱼 + 花菜 = 抗癌防癌
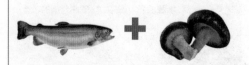	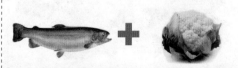
鳕鱼和香菇同吃，不但味道更鲜美，而且还有健脑的功效。	花菜富含维生素C及胡萝卜素，与鳕鱼一起吃，能抗癌防癌，提升人体免疫力。

红烧鳕鱼

主料 鳕鱼250克。

配料 葱末、八角、花椒、淀粉、酱油、油、盐、糖适量。

做法

1. 淀粉调汁，将洗净的鳕鱼块裹满淀粉液，入锅煎。
2. 放入八角、花椒、酱油、盐、糖，烧一会儿即可起锅，撒上葱末即可。

功效解读 消除疲劳、提升食欲。

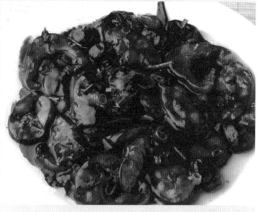

肥牛鳕鱼卷

主料 肥牛卷、鳕鱼块各200克、芥兰100克。

配料 蒜末、蚝油、料酒、酱油、淀粉水、白胡椒粉、冰糖适量。

做法

1. 芥兰切段煮熟，鳕鱼切条。用肥牛卷把鳕鱼和芥兰卷好，入微波炉高火5分钟。
2. 煸香蒜末，倒入蚝油、冰糖、白胡椒粉、淀粉水调成芡汁，浇在牛肉卷上即可。

功效解读 帮助消化、补充营养。

温馨提示 一般我们买到的都是冻鳕鱼，所以必须融化，而融化的时候，一定要注意将鱼放在一个架子上融化，让水分流出，不会使鱼肉泡在水里，影响口感。

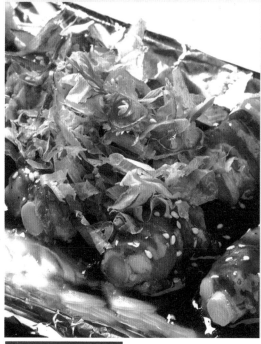

☹ 这样搭配易生病

鳕鱼 + 红酒 = 产生腥味

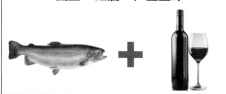

吃鳕鱼的时候最好不要喝红酒，会产生腥气，影响口感。

人群宜忌

宜
- ➡ 心血管疾病、骨质疏松症患者
- ➡ 体质虚弱、经常饮酒的人

忌
- ➡ 对鱼过敏的人
- ➡ 痛风、尿酸过高患者

养脾胃必吃的调补食物

第二章

带鱼 调养脾胃振食欲

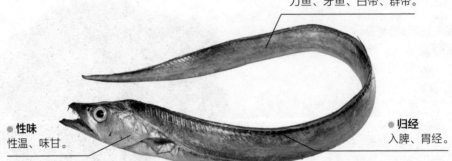

● 别名
刀鱼、牙鱼、白带、群带。

● 性味
性温、味甘。

● 归经
入脾、胃经。

每日推荐用量：60克

`营养成分` 带鱼富含蛋白质、脂肪，并含钙、磷、铁、碘及维生素A、B族维生素等。

`保健功效` 保健脾胃、降血脂、预防动脉硬化、预防老年痴呆、抗癌。

`选购诀窍` 选购时以宽厚、眼亮、身体洁白有亮点呈银粉状薄膜的为优。

对脾胃的益处

《本草拾遗》中说"带鱼和中开胃。"《随息居饮食谱》中说"带鱼暖胃，补虚，泽肤。"带鱼有暖胃、补虚、泽肤、祛风、杀虫、补五脏等功效，对脾胃虚弱、消化不良、皮肤干燥者尤为适宜，还可用作迁延性肝炎、慢性肝炎的食疗。常吃带鱼可以滋润肌肤、保持皮肤弹性。

满分食用法

➔ 将买来的带鱼洗干净，控干水分，切成小段，然后抹上少许盐放入冰箱冷冻，这样既可以使带鱼入味，又可以保存较长的时间。

➔ 为了消除带鱼的腥味，可用油炸的方式来烹调。

健康小贴士

带鱼腥味较重，最适合红烧或糖醋。购买带鱼时，尽量不要买带黄色的带鱼。

☺ 这样搭配最健康

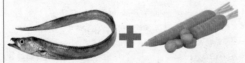

带鱼 + 胡萝卜 = 提高注意力

带鱼富含DHA，若与富含胡萝卜素的胡萝卜搭配食用，可有效提高记忆力和注意力。

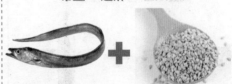

带鱼 + 芝麻 = 强化骨骼

带鱼中维生素D有助于芝麻中的钙稳定于骨骼中，以达到强化骨骼的功效。

红烧带鱼

主料 带鱼200克、鸡蛋液50克。

配料 植物油、葱、姜、蒜末，八角、花椒、料酒、酱油、醋、白糖各适量。

做法

1. 带鱼处理好切段，用料酒泡一会儿，裹上鸡蛋液入锅煎至两面金黄。

2. 锅置火上，加入油、葱、姜、蒜末、花椒、八角爆香，放入炸好的带鱼块，倒入酱油、醋、盐、白糖，加水，中火煮15分钟后大火收汁即可。

功效解读 暖胃、补虚。

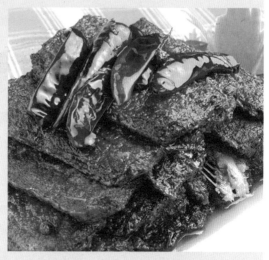

双椒炒带鱼

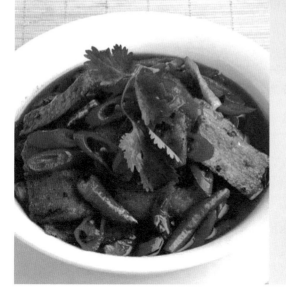

主料 带鱼200克、青椒、红椒200克。

配料 植物油、盐、姜、蒜适量。

做法

1. 带鱼处理好切段，用盐略腌制，下锅煎至两面金黄。

2. 重新起锅，爆香姜、蒜，将切好的辣椒和带鱼一起入锅翻炒，炒熟即可。

功效解读 鲜辣可口、开胃消食。

温馨提示 带鱼表面那层银白色的物质并不是鳞，而是一种没有腥味的脂肪，具有一定的营养，还能起到带鱼在烹调时不易破碎的作用。所以，洗带鱼时不应去"鳞"，但氧化变黄时需要去除。

☺ 这样搭配易生病

带鱼 + 牛奶 = 破坏镁的吸收

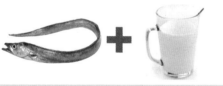

带鱼中含有丰富的镁，但牛奶却会破坏镁的吸收，因此两者不宜搭配。

人群宜忌

宜
- ◎ 久病体虚、血虚头晕的人
- ◎ 高血压、高血脂、急性肠炎患者

忌
- ◎ 湿疹、痛风患者
- ◎ 哮喘、中风患者
- ◎ 过敏体质者

鲑鱼 垂涎美味补虚劳

● **别名**
麻哈鱼、大麻哈鱼、三文鱼、鲑鳟鱼。

● **性味**
性温、味甘。

● **归经**
入胃经。

每日推荐用量： 45克

营养成分 蛋白质、脂肪、不饱和脂肪酸、钙、铁、锌、B族维生素、维生素D、维生素E。

保健功效 暖胃和中、补虚劳。

选购诀窍 鲑鱼选购以肉质结实有弹性，颜色橙红色，鱼皮平滑有光泽，无发黑或血块者为佳。

🔍 对脾胃的益处

鲑鱼含有丰富的不饱和脂肪酸，能有效的防治多种慢性病的发生，享有"水中珍品"的美誉。有补虚劳、健脾胃、暖胃和中的功能，可治消瘦、水肿、消化不良等症。

🔍 满分食用法

➡ 生吃鲑鱼前，最好先把鲑鱼经过冷冻杀菌处理，以免吃入寄生虫。

➡ 鲑鱼本身含有很高的营养价值，适量食用利多于弊，不过怀孕和哺乳的女性和幼儿，要避免过量食用。

☺ 这样搭配最健康

鲑鱼 + 洋葱 = 调养五脏

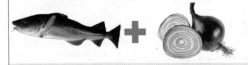

鲑鱼里含有丰富的 B 族维生素，洋葱里也富含蒜素和 B 族维生素，一起食用能达到调养五脏，美容养颜的效果。

鲑鱼 + 菠菜 = 提高免疫力

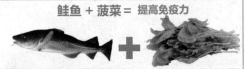

鲑鱼中虽然含有多种营养素，但是缺少维生素 C，与富含维生素 C 的菠菜一起食用，能促进营养平衡，提高人体免疫力。

健脾胃私房菜

山药煮鲑鱼

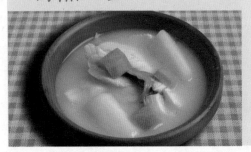

主料 鲑鱼肉200克、山药100克、胡萝卜50克。

配料 盐适量。

做法

1. 鲑鱼处理干净，洗净，切块，胡萝卜和山药洗净去皮切块。
2. 将以上食材一起放入锅中，大火煮沸小火炖1小时，加入盐即可。

功效解读 健脾胃、抗衰老。

鲳鱼 益胃健脾可延年

● 别名
银鲳、白扁鲳鱼、白鲳、平鱼。

● 性味
性平、味甘。

● 归经
入脾、胃经。

每日推荐用量: 50克

营养成分 蛋白质、维生素A、B族维生素、钙、磷、铁、镁、硒等。

保健功效 改善消化不良、失眠健忘、延缓衰老。

选购诀窍 购买新鲜鲳鱼宜选择身体扁平、鱼肉有弹性、表面有银白色光泽、鳃色鲜红、鱼鳞完整者。

🔎 对脾胃的益处

中医认为鲳鱼肉味淡、性平,有益气养血,健脾和胃的功效,常用于治疗消化不良等病症,《奉化方食》一书,就曾有用鲳鱼加扁豆香菇,用来疗消化不良的记载。实际上,筋骨疼痛、贫血头晕等症用鲳鱼来治都有疗效。此外,鲳鱼含有镁和硒,有助于延缓衰老并预防癌症,还可以预防动脉硬化、心血管疾病。

🔎 满分食用法

➡ 烹饪鲳鱼时最好采用蒸煮的方式,因为这样最能保存鲳鱼中脂肪酸的营养成分。

➡ 鲳鱼在冷藏后解冻时,不宜与空气直接接触,更不能直接放在温水中解冻,否则其鲜味会流失。

☺ 这样搭配最健康

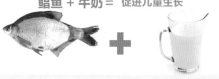

鲳鱼 + 牛奶 = 促进儿童生长

鲳鱼富含蛋白质,牛奶富含蛋白质、钙、磷、铁等多种矿物质,两者搭配食用,能促进儿童生长发育。

鲳鱼 + 南瓜 = 营养互补

鲳鱼中缺少南瓜所含的维生素C,两者一起食用能补充互相缺乏的营养素。

健脾胃私房菜

香煎鲳鱼

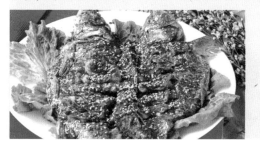

主料 鲳鱼2条。

配料 淀粉、料酒、酱油、盐、白糖量。

做法

1. 鲳鱼处理干净,洗净,先放入淀粉中沾裹一下,然后用料酒、酱油、盐、白糖调成的汁略腌制一下。

2. 入锅将两面都煎至金黄色,盛盘即可食用。

功效解读 健脾胃、抗衰老。

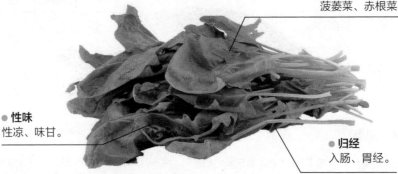

菠菜　促进肠胃补脾脏

● 别名
菠薐菜、赤根菜。

● 性味
性凉、味甘。

● 归经
入肠、胃经。

每日推荐用量：65克

营养成分 富含蛋白质、糖类、膳食纤维、类胡萝卜素、钙、镁、磷、钾、铁、维生素A、维生素C、维生素D、维生素K等。

保健功效 补血止血、利五脏、通肠胃、调中气、活血脉，帮助消化、预防骨质疏松、防治糖尿病、抗衰老。

选购诀窍 以翠绿亮丽，叶片肥厚柔嫩有弹性、茎梗硬挺，没有虫咬、腐烂，没有开花者为佳。

🔍 对脾胃的益处

菠菜含铁，有补血、止血的功效，富含膳食纤维，能促进肠胃蠕动，帮助消化和排便，减少便秘，降低大肠癌发生率。并且富含叶酸和铁可改善贫血。

🔍 满分食用法

➡ 菠菜烹调时会释放出丰富的维生素和矿物质，因此煮食菠菜时要避免加入过多的水分，以免营养流失。

➡ 菠菜中钙的含量比磷的含量高出一倍左右，所以与其他食材搭配时，应注意选择磷含量较多的食物，以求达到体内所摄取钙与磷的平衡。

健康小贴士

菠菜不能直接烹调，因为它含草酸较多，有碍机体对钙的吸收。故吃菠菜时宜先用沸水烫软，捞出再炒。应尽可能地多吃一些碱性食品，如海带、蔬菜、水果等，以促使草酸钙溶解排出，防止结石。

☺ 这样搭配最健康

菠菜 + 蒜 = 消除疲劳

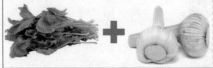

菠菜中含有维生素 B_1，与含有蒜素的蒜搭配食用，能消除疲劳，有助于集中注意力，还有护肤效果。

菠菜 + 海带 = 有益骨骼和牙齿

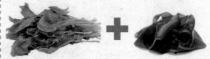

菠菜与海带中都含有磷和钙，搭配食用能帮助人体维持钙和磷的平衡，对骨骼和牙齿很有帮助。

蔬菜类

健脾胃私房菜

炒菠菜

主料 菠菜200克。

配料 植物油、辣椒、蒜、盐各适量。

做法

1. 菠菜洗净去根，切段。辣椒洗净切末、蒜切末。

2. 锅置火上，放入油，先将辣椒和蒜爆香，放入菠菜大火快炒，加适量盐调味。

功效解读 润肠通便、排毒瘦身。

温馨提示 在烹饪过程中，注意不要煮太烂、炒太久，以免营养流失。

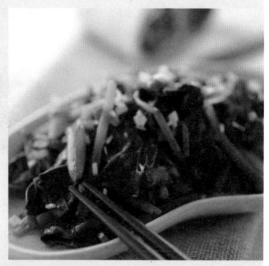

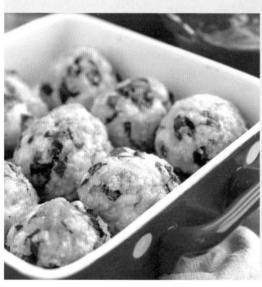

鸡肉菠菜丸子

主料 鸡肉300克、菠菜200克。

配料 植物油、香油、盐、淀粉各适量。

做法

1. 鸡肉搅成馅，菠菜洗净切末。加香油、盐、淀粉搅拌均匀。

2. 捏制成丸子，下油锅炸熟，盛盘即可食用。

功效解读 温补身体、健脾胃。

温馨提示 菠菜性滑，滑能通窍，凡久病患者大便秘结及痔疮大便困难者，吃菠菜非常有益。但倘若胃肠虚寒、腹泻患者应少吃，这与菠菜性冷有关。

☹ 这样搭配易生病

菠菜 + 奶酪 = 影响钙吸收

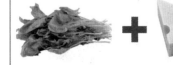

菠菜中含有草酸盐，与奶酪中的钙结合会形成草酸钙，于是阻碍人体吸收钙，长期食用，容易引起抽筋或者骨质疏松。

人群宜忌

宜
- 贫血、坏血病的人
- 高血压、便秘、糖尿病患者
- 孕妇

忌
- 大便糖稀、肠胃虚寒者
- 肾炎、肾结石患者

养脾胃必吃的调补食物　第二章

87

山药 延年益寿补脾胃

●**别名**
淮山、山芋、山薯、田薯、大薯。

●**性味**
性平、味甘。

●**归经**
入脾、肺、肾经。

每日推荐用量：45克

营养成分 蛋白质、糖类、脂肪、B族维生素、维生素E、维生素K、钾等。

保健功效 助消化、减肥、止咳、抗癌、防止糖尿病及动脉硬化。

选购诀窍 新鲜山药以不干枯、无须根、表面光滑完整、颜色均匀者为佳。

对脾胃的益处

山药味甘性平，是补脾的常用之品，可补脾止泻，增强食欲，使人身体强壮，比如很多老年人肠胃功能下降，常出现腹泻、大便稀薄等症，此时只要每天早上喝一碗山药粥，一个月左右，腹泻便会消除除。除了入脾经外，山药还入肺经和肾经，入肺经能补肺止咳，润泽皮肤，荣养毛发；入肾经则可补肾固精，强壮筋骨，使人耳聪目明。

满分食用法

➡ 新鲜山药最好先用保鲜膜、报纸等包裹，再放入冰箱保存，避免水分流失。

➡ 山药含有淀粉酶，可用煮或炸的方式烹调，即使生食也一样容易被人体吸收消化。

➡ 山药烹调的时间不要过长，久煮容易使山药中所含的淀粉酶遭到破坏，降低其健脾胃、助消化的功能，还可能同时破坏了其他不耐热或不耐久煮的营养成分，造成营养素的流失。

健康小贴士

山药虽然很温和，但其含有雌性激素，如果女性朋友食用过量山药，可能过度刺激荷尔蒙，造成子宫内膜增生，会出现生理期不顺、经血不止和经痛等症状。

☺ 这样搭配最健康

山药 + 猪肉 = 补充蛋白质

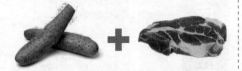

山药含有维生素C，与含有蛋白质的猪肉同食，可促进胶原蛋白合成，展现强健身体、补充蛋白质。

山药 + 大枣 = 补气补血、健脾胃

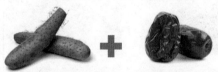

山药和大枣共食，可以补气补血、健脾胃、抗衰老。

山药烩香菇

主料 山药200克、鲜香菇100克。

配料 香葱、酱油、胡椒粉、盐各适量。

做法

1. 香菇洗净切片，山药洗净切片，葱洗净、切段。
2. 锅内入油爆香香葱，放入山药、香菇炒匀，加酱油后焖20分钟，用胡椒粉和盐调味即可。

功效解读 健脾益气、排毒清热。

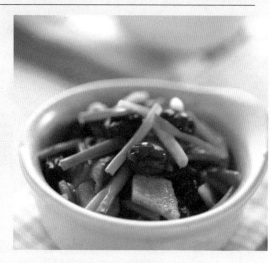

山药炖鹅肉

主料 鹅肉250克、山药200克。

配料 姜、盐各适量。

做法

1. 鹅肉洗干净后切块；山药去皮切片；姜切片。
2. 将鹅肉用沸水焯一遍，和山药、姜放入锅中，加水煮沸后用小火炖1.5小时，最后加入盐调味即可。

功效解读 补身益气、调和脾胃。

温馨提示 山药不仅是补脾胃的要药，同时具有收敛功效，所以如果体内有实热、邪毒时，最好不要吃山药。如感冒、或者是便秘的人，吃山药后容易延缓病愈的时间。

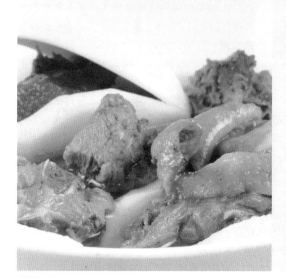

☺ 这样搭配易生病

山药 + 菠萝 = 有碍肠胃健康

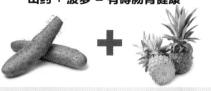

菠萝中的酸性物质会破坏山药中的淀粉酶，使得淀粉的分解受到影响，淀粉分解速度变慢，长时间滞留胃中，容易腐败或发酵，不利于人体健康。

人群宜忌

宜
- 消化不良、腹胀、长期腹泻者
- 慢性肾炎、糖尿病患者
- 病后虚弱者

忌
- 燥热体质的人
- 肠胃容易胀气的人

南瓜 健脾胃营养之王

● **别名**
金瓜、番瓜、窝瓜。

● **性味**
性温、味甘。

● **归经**
入脾、胃经。

每日推荐用量： 60克

`营养成分` 蛋白质、糖类、铁、膳食纤维、类胡萝卜素、钙、钾、、维生素A、B族维生素、磷、铬等。

`保健功效` 助消化、润肺益气、护肤、通便、预防糖尿病、感冒、结肠癌。

`选购诀窍` 较重的南瓜成熟度较好，新鲜的南瓜外皮和质地很硬，色泽金黄微微泛红或深绿色为好。

🔎 对脾胃的益处

南瓜营养丰富全面，对肠胃和血管都有很好的保护作用。南瓜富含消化酶，可提高胃的调节吸收速率，使碳水化合物易于排出，有防止便秘，降血压和减肥的功效。还可以防癌，抗衰老，预防多种疾病的作用，是一种不可多得的保健食物。

🔎 满分食用法

➜ 南瓜的黄色是所含的类胡萝卜素所致，颜色愈深者，类胡萝卜素的含量就愈多；如果食用过量，容易使色素沉淀，引起皮肤尤其是四肢肌肤暂时性发黄，只要停止食用就可以自然复原了。

➜ 南瓜所含的类胡萝卜素不怕高温，加油脂烹炒，更有助于人体摄取吸收。用南瓜做馅料时，如果切碎或去除汁液，则容易使其中水溶性的营养成分流失。

健康小贴士

在烹制南瓜的时候，南瓜心含有相当于果肉五倍的胡萝卜素，所以不要随便丢弃。南瓜皮含有丰富的胡萝卜和维生素，烹制南瓜时最好连皮一起食用，如果皮较硬，可用刀将硬的部分削去再食用。

☺ 这样搭配最健康

南瓜 + 虾 = 美白肌肤

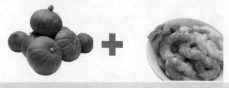

南瓜的维生素 C 和虾的蛋白质一起食用，能促进胶原蛋白的合成，有助于预防黑斑和雀斑的生成。

南瓜 + 糙米 = 改善贫血

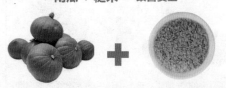

南瓜富含叶酸，糙米含铁，同煮成菜饭，能改善贫血，消除疲劳、帮助人恢复好气色。

健脾胃私房菜

南瓜煮黄豆

主料 南瓜200克、黄豆50克。

配料 盐适量。

做法

1. 南瓜洗净后，切菱形块；黄豆用清水洗净后浸泡。

2. 锅中加入适量水，放入南瓜块和黄豆，大火煮30分钟，加入盐即可食用。

功效解读 和胃健脾、洗肠顺气。

温馨提示 南瓜通便，黄豆降脂，常食可促进肠道蠕动，使大便易于排出。

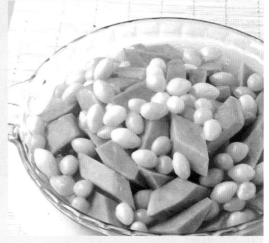

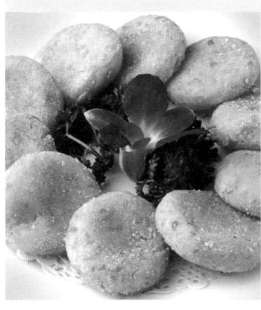

香煎豆沙南瓜饼

主料 南瓜300克、豆沙100克。

配料 糯米粉适量。

做法

1. 南瓜洗净去皮切薄片蒸熟。放凉后加入糯米粉和成南瓜面团。

2. 面团搓成条，切块压成饼，包入豆沙馅，再按成小饼。入锅中油煎至两面金黄即可。

功效解读 健脾润肺、促进消化。

温馨提示 南瓜补脾利水，糯米补中益气，豆沙利水化湿，三种食物合用，功胜于药，是益脾除湿的良药。可用于调理夏季皮肤瘙痒等病症。

☹ 这样搭配易生病

南瓜 + 猪肝 = 影响人体吸收铜

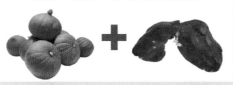

南瓜中的膳食纤维若遇到了猪肝中的铜，会降低对铜的吸收，还会造成腹胀。

人群宜忌

宜
- 肥胖、糖尿病患者
- 儿童、老人

忌
- 中满、气滞湿阻者
- 胃热、脚气、黄疸患者

莲藕 补中养身益脾胃

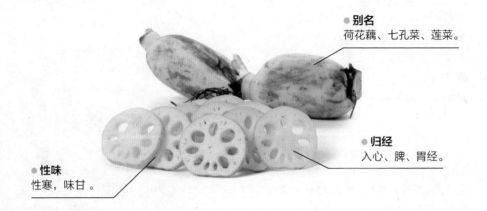

● 别名
荷花藕、七孔菜、莲菜。

● 性味
性寒，味甘。

● 归经
入心、脾、胃经。

每日推荐用量：50克

营养成分 糖类、蛋白质、膳食纤维、维生素A、维生素B$_1$、维生素B$_2$、维生素C、维生素E、维生素K、鞣酸、胡萝卜素、钙、铁、钾等。

保健功效 缓解肠胃不适、稳定情绪。

选购诀窍 以藕身肥大，肉质脆嫩，水分多而甜，带有清香的为佳。同时，藕身应无伤、不烂、不变色、无锈斑、不干缩、不断节为佳。

🔎 对脾胃的益处

莲藕味甘性寒，甘能养脾胃，寒可清热邪，可用在清除胃热，强健脾胃方面，所以胃口不好的老人、病人和幼小的孩子，当身体消化吸收功能不太好时，可通过吃莲藕来强健脾胃。

🔎 满分食用法

➡ 莲藕凉拌生食、炖汤或做甜点都适合。切片后可泡在盐水中，避免氧化变色。

➡ 莲藕的藕节因为纤维多较难咀嚼，许多人在调理时会将藕节丢弃，但藕节有清热凉血的功效，最适合在炎夏食用。

健康小贴士

藕的各部分有不同的加工食用方式，如藕尖部分较薄，可以拌着吃。中间的部分适合炒着吃，较老的一般加工制成藕粉、甜食或炸着吃。

☺ 这样搭配最健康

莲藕 + 西芹 = 健脾开胃、止腹泻

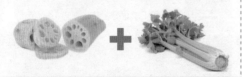

营养丰富的莲藕若与西芹搭配食用，有健脾、开胃、止泻、益血等功效，适用于便秘、热病后烦渴等症。

莲藕 + 猪肉 = 滋阴血、健脾胃

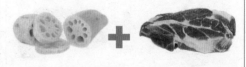

藕性味甘寒，配以滋阴润燥的猪肉，可为人体提供丰富的营养成分。

红枣莲藕排骨汤

主料 红枣5个、莲藕500克、猪小排300克。

配料 盐适量。

做法

1. 排骨洗净剁块，用沸水焯烫；莲藕洗净去皮，切块；红枣洗净去核。
2. 所有材料放入锅中加适量水，大火煮沸后转小火炖约2个小时后，加盐调味，再焖10分钟即可。

功效解读 补益身体、安神健脾。

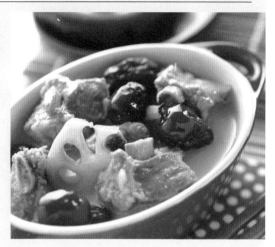

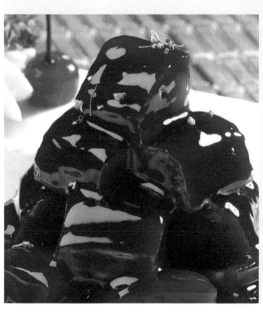

蜜汁莲藕

主料 莲藕500克、糯米100克。

配料 冰糖、蜂蜜、麦芽糖、桂花糖各适量。

做法

1. 糯米洗净浸泡，莲藕切段，将糯米塞入藕的孔中，莲藕入锅，用水淹过藕。
2. 小火煮2个小时后加入冰糖、麦芽糖上色，再煮1个小时完成，上桌前可撒上桂花糖。

功效解读 开胃、润燥、健脾。

温馨提示 在烹调莲藕时尽量避免使用铁器，因为莲藕和铁器相遇会影响成菜色泽，使藕颜色发黑。

☺ 这样搭配易生病

莲藕 + 猪肝 = 影响营养吸收

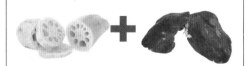

莲藕含有纤维素，纤维中的醛糖酸可与猪肝中的铁、铜、锌等微量元素形成混合物，降低人体对这些元素的吸收。

人群宜忌

宜	◦ 发热、体弱多病者 ◦ 食欲不振、缺铁性贫血者 ◦ 肺炎、肝病、尿血者
忌	◦ 胃病、十二指肠溃疡者 ◦ 体质虚寒者、产妇

茭白　消除肠胃中火气

●**别名**
茭白笋、水笋、茭笋。

●**性味**
味甘，性寒。

●**归经**
入肝、脾、肺经。

每日推荐用量：75克

营养成分 蛋白质、糖类、膳食纤维、维生素A、维生素C、钙、铁、锌、碘等。

保健功效 帮助消化、预防便秘、清热解毒。

选购诀窍 以根部以上部分显著膨大，掀开叶鞘一侧略露茭肉的为佳。

🔍 对脾胃的益处

茭白味甘，性凉，甘味入脾，是健脾的良药美食，而又因为其性凉，所以具有清除脾胃湿热的作用，常作为黄疸、痢疾等与脾胃相关病症的调理。

🔍 满分食用法

➡ 茭白若做成凉菜，可以先将其蒸熟后，放入凉水中浸泡，等凉了之后再切食，这样能保存甜味，口感也比较好。由于茭白含有草酸，应该避免与豆腐一起食用，以免影响钙的吸收。

➡ 取茭白60克、芹菜30克，加水煮汤服用，有助于改善便秘、心烦胸闷及高血压症状。

健康小贴士

茭白新鲜柔嫩，肉色洁白，带点甜味，有"素中之荤，菜中之肉"的美称。茭白可凉拌，可与肉类、蛋类同炒，还可包成水饺、包子、馄饨。但要注意茭白不可与蜂蜜同食，同食会引发痼疾。

☺ 这样搭配最健康

茭白 + 瘦肉 = 改善疲劳、畅通气血

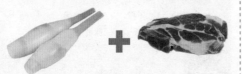

茭白含有叶酸，瘦肉含铁，能使皮肤恢复血色，有助于改善疲劳，畅通气血。

茭白 + 紫菜 = 帮助人体钙吸收

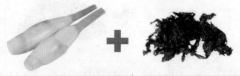

茭白含有维生素K，遇到紫菜中的钙能强化人体对钙的吸收，可以帮助骨骼生长。

茭白炒毛豆

主料 茭白200克、毛豆100克。

配料 植物油、辣椒、盐、味精各适量。

做法

1. 茭白洗净切片，毛豆煮熟，辣椒切丁。

2. 锅中放入植物油，辣椒下锅爆香，将茭白和毛豆倒入炒匀，最后加盐、味精即可。

功效解读 养胃清火、促进消化。

温馨提示 乳汁不足时，可用茭白煨猪蹄(加通草9克)来催乳。

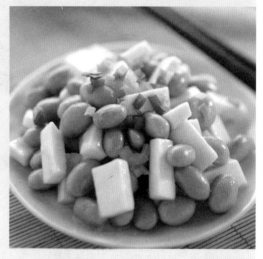

茭白炒肉片

主料 茭白200克、猪肉150克。

配料 葱、蒜、盐各适量。

做法

1. 茭白洗净切片，猪肉切片；葱切段、蒜切末。

2. 先下葱、蒜爆香，下猪肉片略炒，加茭白片炒匀，煸炒5分钟，最后加盐即可食用。

功效解读 补虚劳、降胃火气。

温馨提示 因茭白性寒，在食用时应注意，脾胃或下焦虚寒者应忌服。此外，因其所含难溶性草酸钙较多，故患肾脏疾病、尿路结石或尿中草酸盐类结晶较多者不食为宜。

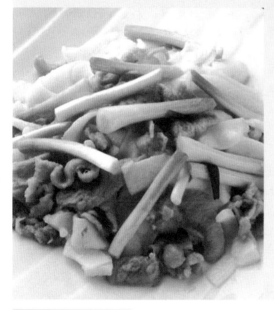

☹ 这样搭配易生病

茭白 + 螃蟹 = 破坏维生素 B₁

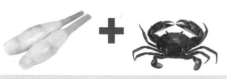

茭白所含的维生素 B₁ 会被螃蟹中的维生素 B₁ 分解酶破坏，造成营养价值降低。

人群宜忌

宜
- 高血压、黄疸型肝炎、糖尿病患者
- 饮酒过量者

忌
- 阳痿、遗精男性
- 肾病、心脏病患者
- 脾胃虚寒、腹泻的人

黄瓜 健脾开胃又美容

● **别名**
小胡瓜、胡瓜。

● **性味**
性寒，味甘。

● **归经**
入胃、小肠经。

每日推荐用量： 120克

营养成分 主要含有维生素A、B族维生素、维生素C、糖类、膳食纤维、钙、磷、铁等。

保健功效 清热利水、解毒消肿、生津止渴，可降压降脂、降低血糖、预防便秘。

选购诀窍 正面色绿，背面和瓜顶端较浅，表面有突起的纵棱和果瘤，瓜条呈棒形，瓜把稍细者为佳。

🔍 对脾胃的益处

黄瓜性味甘寒，是清胃火最佳的蔬菜之一。如果出现胃部灼热疼痛、腹胀，并伴有口干和口臭，牙龈莫名上火肿痛等不适现象，黄瓜都是非常好的清火佳蔬。实际上，黄瓜入心、肝、肺等经络，所以对对肺、胃、心、肝及排泄系统都非常有益，能使人的身体各器官保持通畅，避免堆积过多的体内垃圾。

🔍 满分食用法

➲ 黄瓜具有利尿清热的作用，胃寒的人，经过加热后再食用比直接生吃更好。

➲ 黄瓜中维生素较少，因此常吃黄瓜时应同时吃些其他的蔬果。

➲ 黄瓜尾部含有较多的苦味素，不要把"黄瓜头儿"全部丢掉。

健康小贴士

黄瓜不宜与含维生素C丰富的蔬果同食。黄瓜所含的维生素C分解酶如果与维生素C含量丰富的食物，如菜花、芹菜、番茄、橘子等同食，维生素C分解酶就会破坏其他食物的维生素C，会降低营养成分的吸收。

☺ 这样搭配最健康

黄瓜 + 黑木耳 = 减肥、防治胃肠道疾病

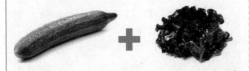

黄瓜具有很好的清肠、排毒、降脂功效，黑木耳是清理肠胃的高手，二者搭配有减肥、防治胃肠道疾病的功效。

黄瓜 + 虾仁 = 补肾、利水

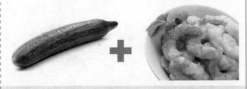

黄瓜适合与虾仁一起食用，能起到补肾、利水等保健作用。

黄瓜炒肉丁

主料 猪肉50克、黄瓜200克。

配料 植物油、葱、酱油、料酒、姜、盐、红椒、淀粉各适量。

做法

1. 猪肉切丁，用酱油、淀粉、料酒调汁浸泡；黄瓜洗净切丁；姜切丝，葱切末，红椒切块。

2. 油热后，先煸葱、姜、红椒，然后将肉丁放入炒几下，将黄瓜丁倒入锅内，烩炒即成。

功效解读 促进胃肠、增强体力。

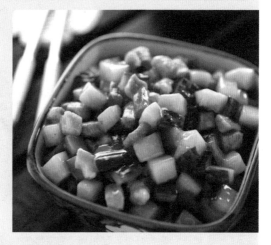

黄瓜炒木耳

主料 黑木耳50克、黄瓜250克。

配料 盐、植物油、水淀粉、味精各适量。

做法

1. 黑木耳充分泡发、洗净，黄瓜切片；葱、姜、蒜切末；用盐、水淀粉调成汁。

2. 锅中入油，加黑木耳翻炒，再加入黄瓜翻炒，加调味汁和味精即可。

功效解读 清除毒素、抗衰老。

温馨提示 木耳富含胶质，经常食用可把残留在人体消化系统内的灰尘、杂质集中吸附起来，排出体外，起到清胃涤肠的作用。和同样具有清洁作用的黄瓜搭配食用，其功效更为显著。

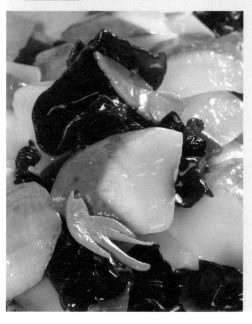

☹ 这样搭配易生病

黄瓜 + 海带 = 影响维生素 C 的吸收

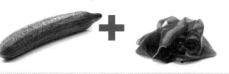

黄瓜中的维生素 C 遇到海带中的铁，会妨碍吸收。若长期大量食用，容易导致淤血、缺乏活力。

人群宜忌

宜
- 肥胖、高血脂、高胆固醇的人
- 糖尿病、动脉硬化患者

忌
- 小便清长、素体虚寒者
- 肝病、心血管病患者
- 慢性支气管炎患者

苦瓜 开胃健脾兼养颜

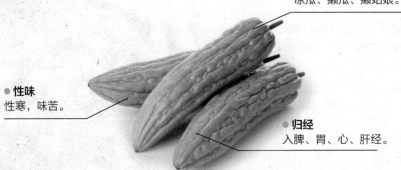

● 别名
凉瓜、癞瓜、癞姑娘。

● 性味
性寒,味苦。

● 归经
入脾、胃、心、肝经。

每日推荐用量: 60克

`营养成分` 糖类、膳食纤维、苦瓜碱、B族维生素、维生素C、钙、磷、铁等。

`保健功效` 健脾开胃、清热泻火,可以降血压、保健皮肤、抗癌。

`选购诀窍` 苦瓜身上一粒一粒的果瘤,是判断苦瓜好坏的特征。颗粒愈大愈饱满,表示瓜肉愈厚;颗粒愈小,瓜肉相对较薄。

🔍 对脾胃的益处

如果你有口臭、口渴牙疼、牙龈肿痛、喉咙肿痛、口腔溃疡、便秘等症状,就说明你胃火旺。胃火过旺,最好的灭火器就是苦瓜,因为苦瓜最擅长的就是清热,不仅能够清胃热,还能除心火,是先天必备的"灭火"良品。

🔍 满分食用法

➡ 苦瓜中含有草酸,如果食用过量,会影响钙和锌在肠道中的吸收,所以在进行烹调之前,最好先将苦瓜放入开水中烫一下,以去除过多的草酸。

➡ 苦瓜可炒食、凉拌、煮汤,若配以温中散寒、除湿开胃的食物,可起到制约苦瓜苦寒的作用。

健康小贴士

苦瓜可烹调成多种风味菜肴,可以切丝、切片、切块,做佐料或单独入肴。刚吃苦瓜的人大多不喜欢太浓的苦味,可先将切好的瓜片放入开水锅中氽一下,或放在无油的热锅中干煸片刻,或用盐腌一下,可减去苦味而风味犹存。

☺ 这样搭配最健康

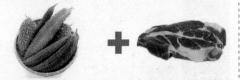

苦瓜 + 瘦肉 = 增强体力、促进生长发育

苦瓜中的维生素C与瘦肉中的铁搭配食用,能促进人体吸收铁、使脸色红润,增强体力,促进生长发育。

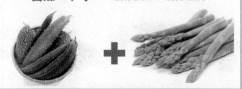

苦瓜 + 芦笋 = 治疗贫血、消除疲劳

苦瓜含有叶酸,搭配含有铁的芦笋一起食用,能使皮肤恢复血色,对治疗贫血、消除疲劳很有效果。

健脾胃私房菜

苦瓜酿虾仁

主料 苦瓜200克、虾仁200克。

配料 蒜、盐、香油各适量。

做法

1. 苦瓜洗净切片去瓤，虾仁洗净；蒜去皮，切末。
2. 苦瓜煮熟摆盘，虾仁略煮，熟后摆在苦瓜中。撒上蒜末、滴上香油、加盐调味即可。

功效解读 滋润去火、增进食欲。

温馨提示 苦瓜酿虾仁，苦中有甘，甘中鲜美，清心益气，开胃健脾。是清胃火的上佳美食。

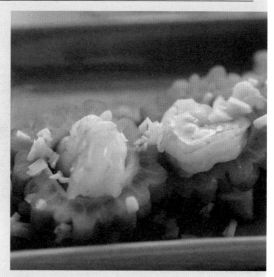

苦瓜炒猪肝

主料 苦瓜200克、猪肝200克。

配料 辣椒、蒜、盐、味精各适量。

做法

1. 苦瓜洗净切片，猪肝切成薄片。辣椒切丝、蒜切末。
2. 先将蒜末和辣椒爆香，然后入苦瓜炒至熟透，加入猪肝一起炒熟，最后加盐、味精即可。

功效解读 清除胃火、生津止渴。

温馨提示 食用这道菜，不仅可有效建立胃肠的正常功能，提高肠胃的免疫力，同时还有预防目涩昏花、夜盲以及清心泻火的作用。

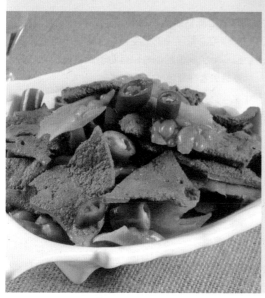

☹ 这样搭配易生病

苦瓜 + 沙丁鱼 = 引起过敏

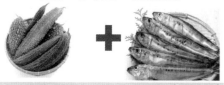

苦瓜与沙丁鱼一起食用，容易引起过敏，所以二者不可同食力。

人群宜忌

宜
- 寒性体质的人
- 糖尿病、癌症患者
- 痱子患者

忌
- 脾胃虚寒者
- 女性经期
- 容易拉肚子的人

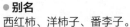

番茄 增进食欲防便秘

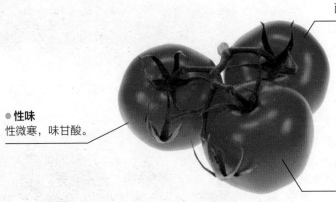

别名
西红柿、洋柿子、番李子。

性味
性微寒，味甘酸。

归经
入肝、脾、胃经。

每日推荐用量： 60克

营养成分 主要含有膳食纤维、维生素A、维生B$_1$、维生B$_2$、维生B$_6$、维生C、维生素P、茄红素、类胡萝卜素、叶酸、有机酸、钠、钾、钙、磷、镁等。

保健功效 增进食欲、健脾胃、利尿排毒。

选购诀窍 红色番茄富含茄红素，一般呈微扁圆球形、脐小、肉厚者为佳。

对脾胃的益处

番茄含有枸橼酸和苹果酸，能刺激胃酸分泌，刺激食欲，能改善肠胃疾病引起的胃口不好、消化不良。番茄还含有丰富的维生素A，能维护上皮黏膜组织的健康，对胃肠消化道有保护作用。番茄中的维生素C，能增加细胞修复上口、抵抗病菌的能力，有助于胃溃疡、十二指肠溃疡患者提高免疫力。

满分食用法

→ 番茄可以生吃，但是炒过的番茄，最能释放完整的茄红素。

→ 经过加工的番茄酱、番茄汁，其中的钠含量较高，肾功能不好的不宜多吃。

→ 不要食用未成熟的青番茄，其中所含的"龙葵素"会造成恶心、无力等中毒现象。

健康小贴士

番茄虽好，但空腹时不宜吃番茄，因番茄中含有大量可溶性收敛剂等成分，与胃酸发生反应，会凝结成不溶解的块状物，容易引起胃肠胀满、疼痛等不适症状。还应注意的是，不宜吃未熟的番茄，因为它含有生物碱甙，食用后轻则口腔感到苦涩，重时还会有中毒现象。

☺ 这样搭配最健康

番茄 + 鸡蛋 = 抵抗衰老

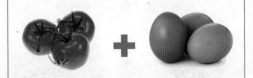

番茄与鸡蛋一起食用，营养丰富，还能抵抗衰老。

番茄炒蛋

主料 番茄200克、鸡蛋3个。

配料 葱、蒜、盐、白糖、味精各适量。

做法

1. 鸡蛋液搅匀，放入油锅炒熟，装入盘中备用；番茄洗净切块；葱、蒜切末。
2. 葱、蒜爆香，下番茄块翻炒至熟，再放入炒熟的鸡蛋，最后加盐、白糖、味精即可。

功效解读 提升免疫力、健脾胃。

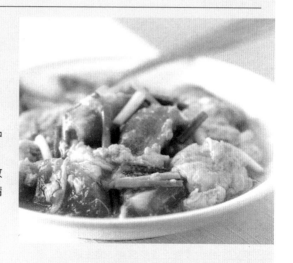

番茄黄瓜沙拉

主料 番茄200克、黄瓜100克、洋葱50克。

配料 沙拉酱适量。

做法

1. 番茄、黄瓜洗净切块，洋葱洗净切块。
2. 放入容器中，加入适量沙拉酱，拌匀即可。

功效解读 提升食欲、改善消化不良。

温馨提示 此菜红绿相嵌，色泽美观，甜酸适口。是健胃消食，生津止渴，润肠通便的养生菜。由于此菜中含有丰富的维生素C、胡萝卜素、锌等，对眼睛有营养保健作用，所以也是一道亮丽的"养眼"美食。

☺ 这样搭配最健康

番茄 + 蜂蜜 = 补血养颜

番茄与蜂蜜一起食用，不仅能补血养血，还有美容养颜的功效。

人群宜忌

 宜
- 食欲不振、牙龈出血者
- 贫血、发热者
- 高血压、慢性肾炎、肝炎患者

 忌
- 胃寒者、处于月经期的女性
- 溃疡、急性肠炎、菌痢患者

第二章 养脾胃必吃的调补食物

101

白菜 润肠排毒补脾胃

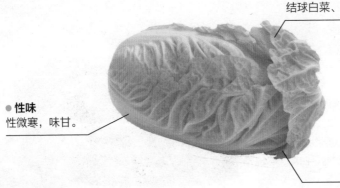

● **别名**
结球白菜、包心白菜、黄芽白菜。

● **性味**
性微寒，味甘。

● **归经**
入大肠、胃经。

每日推荐用量： 80克

营养成分 膳食纤维、维生素A、维生素B_1、维生素B_2、维生素B_6、维生素C、维生素K、叶酸、类胡萝卜素、钙、磷、钾、铜、镁、铁、锌等。

保健功效 解热除烦、通利肠胃、养胃生津、利尿通便、促进肠胃黏膜修复、治疗溃疡、抗氧化。

选购诀窍 挑选时，以叶片没有黑点，并且包裹紧密、扎实者为佳。

🔍 **对脾胃的益处**

白菜所含的膳食纤维比较细嫩，既能加速胃部排空食物、中和胃酸，又有润肠、排毒的效果。不仅如此，其所含的丰富膳食纤维，不但能帮助肠道蠕动，产生饱足感，还能降低血液中的坏胆固醇含量，降低血压，也是减肥瘦身的优质蔬菜。

🔍 **满分食用法**

➡ 白菜用急火烹调，以防止维生素C流失，煮熟后白菜纤维质柔软，不易刺激胃壁造成胀气，很适合胃病患者食用。

健康小贴士

保存白菜时，不要去除残叶，这些残叶可以自然风干，成为保护白菜里面水分的一层"保护膜"。在烹调白菜时有一些讲究，要先洗后切，不宜用煮后挤汁的方法，以避免营养素的大量损失。

😊 **这样搭配最健康**

白菜 + 番茄 = 预防感冒

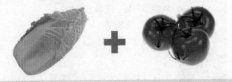

白菜与番茄都含有维生素C与钾离子，一起搭配食用，有助于预防感冒，放松肌肉。

白菜 + 瘦肉 = 预防黑斑和雀斑

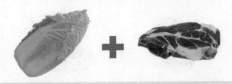

白菜中的维生素C和瘦肉中的蛋白质结合，有助于胶原蛋白的合成，能预防黑斑和雀斑的形成，并且能消除疲劳。

醋溜白菜

主料 白菜300克。

配料 植物油、姜、蒜、花椒、盐、糖、醋各适量。

做法

1. 白菜洗净切薄片，蒜切末。醋、盐、糖拌匀。
2. 锅置于火上，倒入植物油，然后将花椒、蒜入锅爆香，先放入白菜帮部分，再放入白菜叶部分，倒入调好的汁，翻炒熟即可。

功效解读 清口开胃、润肠排毒。

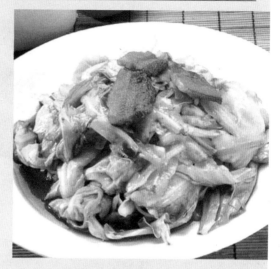

白菜豆腐汤

主料 白菜200克、豆腐200克。

配料 葱、大料、盐、香油各适量。

做法

1. 白菜洗净切段，豆腐切块。锅中放入适量冷水，放入葱段、大料煮沸。
2. 下入白菜和豆腐，加少许盐，大火煮开，小火炖五分钟。盛入碗中，滴少许香油即可食用。

功效解读 降脾胃火气，减肥瘦身。

温馨提示 豆腐要用开水烫一下，去掉生豆浆味，则豆腐鲜嫩。炒白菜时，要速翻动略炒下汤，防止炒糊，影响菜鲜。

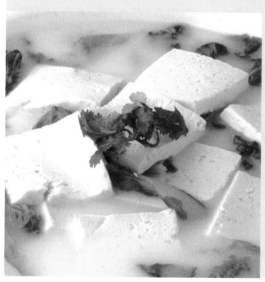

☹ 这样搭配易生病

白菜 + 黄瓜 = 降低营养价值

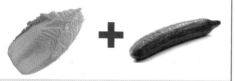

黄瓜含有维生素C分解酶，会分解白菜中的维生素C，导致营养价值降低。

人群宜忌

宜
- 肺热咳嗽、伤风感冒者
- 咽喉发炎患者
- 腹胀、便秘等患者

忌
- 气虚胃寒、腹泻者。
- 寒性体质、易痛经的女性

豌豆 益脾和胃好处多

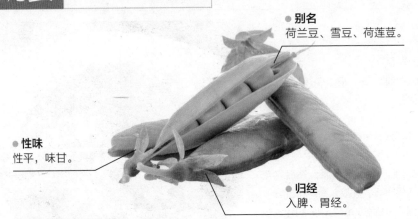

● **别名**
荷兰豆、雪豆、荷莲荳。

● **性味**
性平，味甘。

● **归经**
入脾、胃经。

每日推荐用量：65克

营养成分 蛋白质、糖类、膳食纤维、维生素A、维生素B₂、铁、钙、镁、锌、钾等。

保健功效 益中气、止泻痢、调营卫、利小便，可预防便秘、高血压、癌症等。

选购诀窍 好的豌豆外皮鲜绿色，荚果扁圆形。另外，若能把豆荚弄得沙沙作响，就证明豌豆够新鲜。

🔍 对脾胃的益处

豌豆中含有身体必需的8种氨基酸，还含有很高的蛋白质，非常有助于增强人体的免疫力。豌豆最大的好处是有很强的健脾养胃的功能，豌豆中含有非常丰富的粗纤维，能促进大肠的蠕动，防止出现便秘，保持肠道清洁，起到保护肠胃的作用。

🔍 满分食用法

➤ 豌豆荚中含有B族维生素和维生素C，不适合烹煮太久，以免营养流失。豌豆仁适合做配菜食用，豌豆苗则可作沙拉食用，也可以炒食。

➤ 将豌豆磨成泥来食用，有助于改善肠胃虚弱、经常腹泻等症状。

健康小贴士

外国报道，男性每周吃2～3次豌豆可以降低患前列腺癌和原位癌扩散的风险。但豌豆粒不可多食，否则会发生腹胀。要注意许多优质粉丝是用豌豆等豆类淀粉制成的，在加工时往往会加入明矾，经常大量食用会使体内的铝增加，影响健康。

☺ 这样搭配最健康

豌豆 + 红辣椒 = 美肤养颜

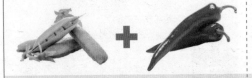

豌豆含有蛋白质，红辣椒富含维生素C，有助于美白肌肤。

豌豆 + 糙米 = 防衰老、抗癌

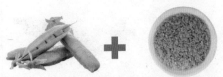

豌豆中含有类胡萝卜素，与含有维生素E的糙米一起食用，有助于抗衰老，预防癌症。

豌豆炒肉丁

主料 猪瘦肉200克、豌豆200克、胡萝卜50克。

配料 酱油、盐适量。

做法

1. 猪肉、胡萝卜切丁，葱切末。
2. 肉丁下锅，炒至变色，加酱油适量，加入豌豆和胡萝卜翻炒，加一点水，大火收一下，加盐即可。

功效解读 增强体力，提升免疫力。

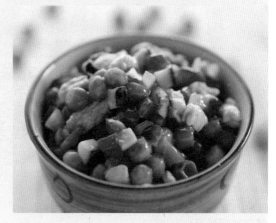

豌豆角炒山药

主料 山药150克、胡萝卜100克、豌豆角100克。

配料 盐、味精适量。

做法

1. 山药、胡萝卜洗净去皮后，切片。豌豆角洗净处理好。
2. 先煸炒胡萝卜，然后加入山药，最后加入豌豆角一起炒熟，加盐、味精调味即可。

功效解读 防治便秘、滋润肠胃。

温馨提示 豌豆可补中益气，下气利便。山药同样有益中气，补脾胃的作用，因此此菜是脾虚便秘者的养生良方，由于山药有一定的减肥作用，并可白肤健身，因此肥胖症患者也可常食。

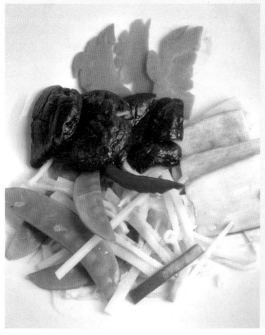

☺ 这样搭配易生病

豌豆 + 菠菜 = 影响钙的吸收

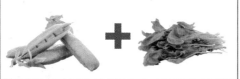

豌豆中的钙与菠菜中的草酸遇到一起，会结合成不易溶解的草酸钙，影响钙吸收。

人群宜忌

宜
- 中气不足、腹泻、脱肛者
- 子宫脱垂、高血压患者

忌
- 容易胀气者
- 消化不良、糖尿病患者

扁豆 改善便秘消水肿

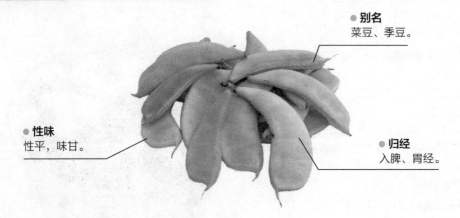

● 别名
菜豆、季豆。

● 性味
性平，味甘。

● 归经
入脾、胃经。

每日推荐用量：50克

营养成分 蛋白质、糖类、膳食纤维、维生素 B_1、维生素 B_2、维生素C、钙、镁、铁、磷、钾等。

保健功效 消除水肿、促进生长发育、预防贫血和便秘、护肤美颜。

选购诀窍 好的扁豆，应该是豆荚饱满、肥硕多汁、折断无老筋、色泽嫩绿、表皮光洁无虫痕。

🔍 对脾胃的益处

中医认为扁豆有补脾胃、促进消化吸收、治下痢等作用。扁豆所含的膳食纤维能帮助肠胃蠕动，使排便通畅，可改善便秘。而且富含蛋白质，能美化肌肤，并可使注意力集中、促进生长发育。

🔍 满分食用法

➡ 为了去除扁豆中的毒性物质——皂素和红细胞凝集素，在进行烹调时，先用开水烫过，或入热油锅炒至熟透，以免食用以后发生食物中毒。

➡ 对失眠困扰者可以食用清炒扁豆，或者将扁豆烫熟凉拌，稍加调味后配饭食用。

健康小贴士

扁豆角炒不熟，吃了以后可能发生食物中毒，在食后的3、4个小时内，有可能出现头痛、恶心、呕吐等现象。因此扁豆必须高温烹制熟后才能食用。

☺ 这样搭配最健康

扁豆 + 香菇 = 保护眼睛、抗衰老

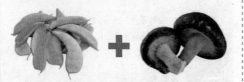

扁豆含有类胡萝卜素，太阳晒过的干香菇富含维生素D，一起食用能保护眼睛，防癌、抗衰老。

扁豆 + 花椒 = 加强钙吸收

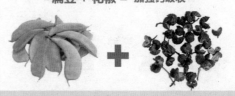

扁豆中的维生素K遇到花椒中的钙，能强化钙的吸收，帮助血液正常凝固，促进骨骼生长。

扁豆炒豆干

主料 扁豆200克、豆干150克。

配料 辣椒、盐各适量。

做法

1. 扁豆择好洗净，豆干切片，辣椒切丝。

2. 先入辣椒炒香，然后加扁豆炒，最后入豆干一起炒匀，加盐调味即可。

功效解读 营养均衡、促进消化。

温馨提示 此菜具有健脾和胃，顺气消积的功效。是治疗胃肠功能差、没有胃口、恶心呕吐、慢性腹泻等疾病的美味佳肴。

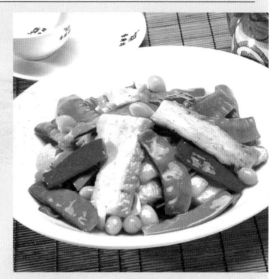

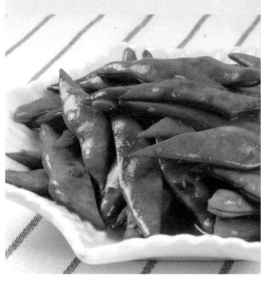

多味扁豆

主料 扁豆200克。

配料 蒜末、醋、酱油、香油、盐、白糖各适量。

做法

1. 扁豆择好，洗净。蒜切末。用醋、酱油、香油、少许盐、白糖拌成调味汁。

2. 将扁豆完全煮熟，撒上蒜末，加入调味汁拌匀即可食用。

功效解读 开胃健脾、提振食欲。

温馨提示 扁豆不能一次吃过多，因为食用过多的白扁豆容易让人气滞、腹胀。

☺ 这样搭配易生病

扁豆 + 鱼干 = 影响钙吸收

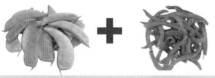

扁豆中的草酸在消化时与小鱼干中的钙结合，会形成人体无法吸收的草酸钙，影响人体吸收钙。

人群宜忌

宜
➔ 糖尿病患者
➔ 肥胖、急性肠炎患者

忌
➔ 寒热病者
➔ 腹胀者

韭菜 提高食欲助脾胃

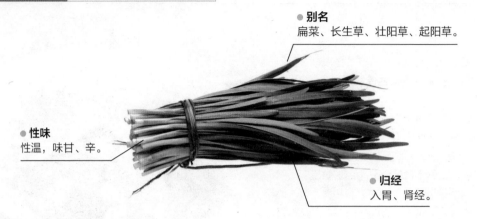

● **别名**
扁菜、长生草、壮阳草、起阳草。

● **性味**
性温，味甘、辛。

● **归经**
入胃、肾经。

每日推荐用量： 40克

营养成分 富含蛋白质、糖类、膳食纤维素、类胡萝卜素、维生素A、B族维生素、维生素C、钙、磷、铁、钾等。

保健功效 提振食欲、通便、杀菌、温阳。

选购诀窍 好的韭菜根根均匀整齐，新鲜挺拔不蔫，窄叶味浓。

🔍 对脾胃的益处

韭菜含有较多的膳食纤维，能促进肠胃蠕动，预防习惯性便秘和肠癌，这些纤维素还能将消化道中的毛发、金属等包裹起来，随粪便排出体外，因此韭菜又有"洗肠草"之称。

🔍 满分食用法

➡ 夏季的韭菜大多质地老化粗糙，不容易被人体吸收，而且夏季一般人的肠胃功能会降低，食用过多可能会引发腹胀等不适。所以，夏季不要过量食用韭菜。

➡ 有便秘困扰的人，可以用韭菜与豆干一起炒食，连吃3天，有助于改善症状。

健康小贴士

韭菜的独特辛香味是由其所含的硫化物形成的，这些硫化物有一定的杀菌消炎作用，还有助于人体提高自身免疫力。但是这种硫化物遇热易于挥发，因此烹调韭菜时需要急火快炒起锅，稍微加热过火，便会失去韭菜独特的风味，也减少了其营养价值。

☺ 这样搭配最健康

韭菜 + 葵花油 = 预防心脏病、癌症

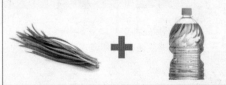

韭菜中的类胡萝卜素必须与葵花油中的维生素E及不饱和脂肪酸搭配，才能充分发挥对癌症、心脏病等症的预防作用。

韭菜 + 瘦肉 = 消除疲劳、养颜抗衰老

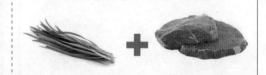

韭菜含有蒜素，与含有维生素B₁的瘦肉一起食用，有助于提高注意力，消除疲劳，还有养颜的效果。

韭菜炒干丝

主料 韭菜100克、干丝100克。

配料 白糖、酱油、香油、盐适量。

做法

1. 韭菜洗净切段、干丝洗净切段。炒制干丝，加入适量水、盐、白糖、酱油。
2. 过一会儿放入韭菜炒匀，加少许香油即可食用。

功效解读 润肠通便、缓解便秘。

温馨提示 韭菜切段不宜长，炒制不宜过火，反之口味不香。

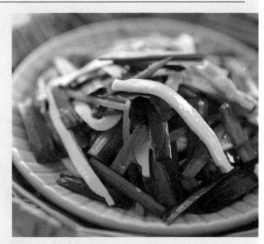

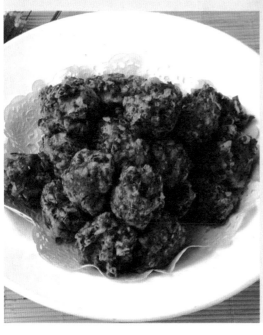

飘香韭菜丸

主料 韭菜200克、鸡蛋2个、淀粉100克。

配料 盐适量。

做法

1. 韭菜摘去烂叶，洗净切碎，加入鸡蛋液和淀粉拌匀。
2. 不要加水，醒一会儿，用双手沾水搓成丸子，入油锅炸熟捞出即可。

功效解读 提升食欲、强化脾胃。

温馨提示 韭菜性温，常食可增益其脾胃之气。另外韭菜除了归胃经外，也入肝、肾经，因此此菜不仅能够补脾，还能够补肾，对肾虚腰膝酸痛、肾虚寒性哮喘、肾虚阳痿、遗精等症有良好的辅助治疗作用。

☹ 这样搭配易生病

韭菜 + 蜂蜜 = 容易导致腹泻

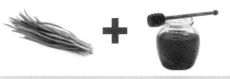

韭菜富含膳食纤维，蜂蜜则具有通便效果，两者一起食用，容易引发腹泻。

人群宜忌

宜
- 体质虚寒者
- 男性阳痿、遗精者
- 便秘患者

忌
- 体质燥热、口臭者
- 有眼疾或者刚动过眼部手术者

金针菇 清理肠胃的能手

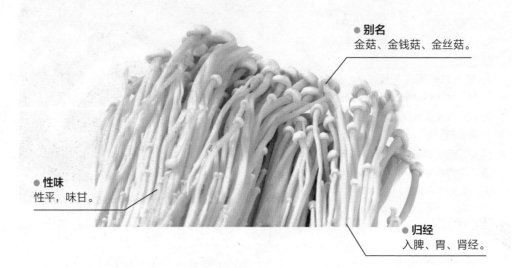

● 别名
金菇、金钱菇、金丝菇。

● 性味
性平，味甘。

● 归经
入脾、胃、肾经。

每日推荐用量： 50克

`营养成分` 富含蛋白质、糖类、膳食纤维、维生素B、维生素D、钾、锌等。

`保健功效` 预防便秘、减肥、稳定情绪、抗肿瘤、促进发育。

`选购诀窍` 优质的金针菇颜色应该是淡黄至黄褐色，菌盖中央较边缘稍深，菌柄上浅下深。

🔍 对脾胃的益处

金针菇性味甘、平，入胃经，有除风和血、补脾益气的功效。对治疗胃肠炎、消化不良、肠胃溃疡均有很好的疗效。

🔍 满分食用法

➜ 新鲜的金针菇中含有秋水仙碱，它对胃肠黏膜和呼吸道黏膜有强烈的刺激作用。秋水仙碱易溶于水，充分加热后可以被破坏，所以，食用鲜金针菇前，应在冷水中浸泡2小时；烹饪时要将金针菇煮软煮熟，使秋水仙碱遇热分解。

➜ 用新鲜的金针菇洗净去根，与小排骨一起食用，加入少许盐食用，除了可以增加纤维素，还有助于增强免疫力。

☺ 这样搭配最健康

金针菇 + 蒜 = 有助于消除疲劳

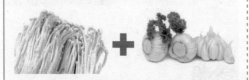

金针菇含有维生素 B₁，与含有蒜素的蒜一起食用，能消除疲劳，集中注意力。

金针菇 + 番茄 = 促进血液循环

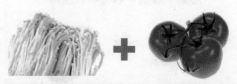

金针菇与番茄都含有维生素和钾，有助于维持体内盐的平衡，促进血液循环。

健脾胃私房菜

凉拌金针菇

主料 金针菇200克。

配料 醋、酱油、盐、香油适量。

做法

1. 金针菇洗净，用开水焯熟，放入容器中，加入适量醋、酱油、盐拌匀装盘。
2. 最后淋上适量香油提味即可食用。

功效解读 提升免疫力，养胃清肠。

温馨提示 金针菇适合于气血不足、营养不良的人食用，但脾胃虚寒者不宜吃得太多。

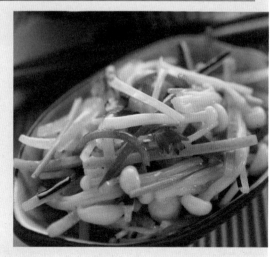

小油菜炖金针菇

主料 油菜100克、金针菇200克。

配料 高汤、盐适量。

做法

1. 油菜、金针菇洗净。一起放入锅中加入高汤大火烧开。
2. 之后转小火炖熟即可，加盐调味食用。

功效解读 健脾清肠、营养丰富。

温馨提示 小油菜和金针菇一样，可起到清热解毒、润肠通便等作用，除此之外，对口角湿白、口腔溃疡、牙齿松动、牙龈出血等也有防治作用，是中老年人和身弱体虚者的食用佳品。

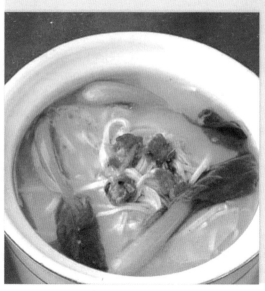

☺ 这样搭配易生病

金针菇 + 生蛤蜊 = 破坏维生素 B₁

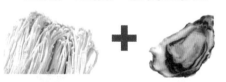

金针菇若与生蛤蜊同食，其所含的维生素 B₁ 会被生蛤蜊中的维生素 B₁ 分解酶破坏。

人群宜忌

宜
- 气血不足、营养不良的人
- 肝脏病及胃、肠道溃疡患者
- 癌症、心脑血管疾病患者

忌
- 脾胃虚寒、慢性腹泻患者

111

白萝卜 健脾益胃还顺气

●别名
菜头、萝白、莱菔。

●性味
甘辛、平、无毒。

●归经
入肺、脾。

每日推荐用量：70克

`营养成分` 蛋白质、糖类、芥子油、维生素A、维生素C、钙、铁、磷、锌等。

`保健功效` 帮助消化、提升食欲、降脂减肥、清热止咳、杀菌、预防高血压和冠心病。

`选购诀窍` 以表面平整光滑、结实饱满、有重量、没有裂痕、用手指轻弹有清脆声音的为佳。

对脾胃的益处

白萝卜含有丰富的维生素C与微量的锌，能加强人体的免疫功能，膳食纤维有助于肠胃消化，减少粪便在体内停留的时间，能预防大肠癌。含有促进五谷根茎类消化的淀粉酶，能帮助消化；含有微量的芥子油，能提振食欲。

满分食用法

➡ 因为白萝卜中所含的淀粉酶不耐高温，只要70℃就会被破坏，而且白萝卜所含的维生素也不耐热，所以白萝卜更适合用生吃的方式摄取。

➡ 白萝卜所含的维生素C大量贮存在表皮上，所以烹饪白萝卜时，最好不要去皮，洗净即可，连皮一起制作连皮一起制作，以保留皮上的营养。

➡ 处理过的白萝卜不宜久放不吃，因为其中维生素C和淀粉酶会逐渐流失。

健康小贴士

俗话说"萝卜头辣，腚燥，腰正好。"这是因为萝卜各部分所含的营养成分不尽相同所致。如果小孩很怕辣，可以剥掉萝卜皮，将萝卜切丝、切片蘸糖，或是做成蘸醋萝卜、萝卜骨头煲，让小孩喜欢吃。

☺ 这样搭配最健康

白萝卜 + 圆白菜 = 养护皮肤

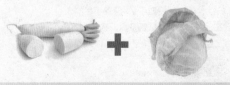

白萝卜含有维生素C，圆白菜含有维生素C和微量类胡萝卜素，一起食用能预防皮肤干燥与粗糙。

白萝卜 + 蛤蜊 = 强心脏、护肝脏

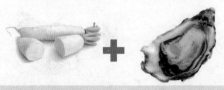

蛤蜊含有牛磺酸，白萝卜含有膳食纤维，一起食用，对强化心脏功能与肝脏功能、预防动脉硬化与高血压都有帮助。

上汤白萝卜

主料 白萝卜200克。

配料 高汤、盐、白糖、香油适量。

做法

1. 白萝卜洗净切薄片，放入锅中加适量高汤，大火煮开后转小火。
2. 煮熟后摆放在盘中，加盐、白糖、香油调味即可食用。

功效解读 提振食欲、健脾胃。

温馨提示 胃酸过多可引起胃烧，吃点上汤白萝卜可以缓解胃烧时不舒服的感觉。

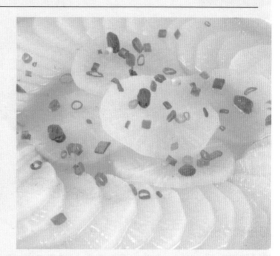

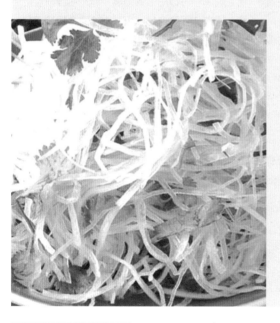

凉拌白萝卜丝

主料 白萝卜200克。

配料 醋、盐、白糖、香油适量。

做法

1. 白萝卜洗净后，切丝，放入碗中。
2. 加醋、盐、白糖、香油后，搅拌均匀，即可食用。

功效解读 爽口开胃，助消化。

温馨提示 白萝卜味辛甘，性凉，入肺、胃经，是清肺胃之热的食疗佳品。但由于它偏寒凉而利肠，因此脾虚泄泻者最好少吃，有胃溃疡、十二指肠溃疡、慢性胃炎、单纯性甲状腺肿、子宫脱垂等疾病患者尽量不吃。

☹ 这样搭配易生病

白萝卜 + 胡萝卜 = 破坏维生素 C

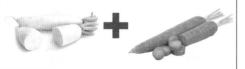

胡萝卜含有一种维生素分解酶，容易破坏白萝卜中的维生素 C，降低两种食材本有的营养价值。

人群宜忌

宜
- 感冒、咽喉痛者
- 肥胖、大便不畅、胃胀烧心者

忌
- 孕妇有流产前兆者
- 易拉肚子或大便稀软者

第二章 养脾胃必吃的调补食物

113

土豆 养胃健脾助消化

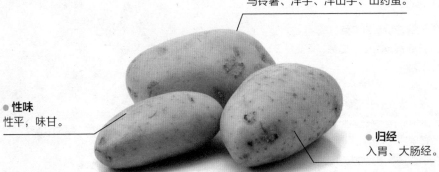

● **别名**
马铃薯、洋芋、洋山芋、山药蛋。

● **性味**
性平，味甘。

● **归经**
入胃、大肠经。

每日推荐用量：90克

`营养成分` 蛋白质、糖类、维生素B₁、维生素C、钾、钙、铁、锌、镁等。

`保健功效` 帮助消化、预防便秘、抗癌、预防慢性病。

`选购诀窍` 在选购时应选表皮光滑、个体大小一致、没有发芽的为最好。

🔍 对脾胃的益处

中医认为土豆有"和胃调中、健脾益气"的功效，是调养脾胃的好食物。此外，土豆中含有一种可治疗胃溃疡的特种抗菌分子，与抗生素相比，它不但可以防范胃溃疡，而且不会产生抗药性，没有任何副作用。土豆中的膳食纤维还有利于促进肠胃蠕动，有通便功效。

🔍 满分食用法

➡ 新鲜土豆含有酚类物质，对癌症具有非常优质的抑制作用，将新鲜生土豆削皮打成汁饮用，效果最佳。而且土豆汁是很好制酸剂，能治疗消化不良。

➡ 用土豆、番茄一起做菜或者煮汤，有助于提振食欲。

健康小贴士

生活在现代社会的上班族，最容易受到抑郁、灰心丧气、不安等负面情绪的困扰，土豆可帮你解决这个难题。因为它里面含有的矿物质和营养元素能作用于人体，改善精神状态。

☺ 这样搭配最健康

土豆 + 鸡蛋 = 润泽肌肤

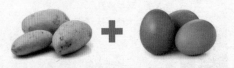

土豆中含有维生素C，与含有蛋白质的蛋搭配食用，能促进胶原蛋白合成，润泽肌肤。

土豆 + 猪肉 = 补充蛋白质

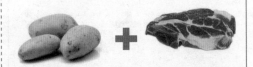

土豆含糖类，猪肉含维生素B₁和锌，一起食用，能更好的补充蛋白质。

健脾胃私房菜

土豆炖牛肉

主料 土豆250克、牛肉200克。

配料 姜、蒜、花椒、八角、盐适量。

做法

1. 牛肉洗净切块，土豆洗净去皮切块，姜切片，蒜剥好。

2. 将牛肉与土豆一起放入锅中，加姜片，蒜瓣、花椒、八角炖煮，快熟时加盐调味。

功效解读 强身健体、补脾和胃。

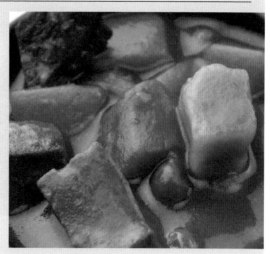

鸡胗炖土豆

主料 鸡胗200克、土豆200克。

配料 枸杞、盐适量。

做法

1. 鸡胗处理好，土豆切块。枸杞洗净。

2. 将所有材料放入锅中煮制，最后加盐调味即可。

功效解读 健脾开胃。

温馨提示 鸡胗是鸡磨碎食物的特殊内脏，是健胃整肠固脾的好食材，无论炖汤、烧烤、煮卤都适合。搭配上土豆炖煮，不仅有助消化、去食积的作用，对呕吐、腹泻、遗尿、遗精都有一定的调理效果。

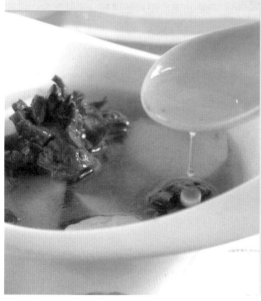

☹ 这样搭配易生病

土豆 + 芋头 = 淀粉摄取太多

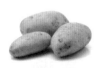

土豆与芋头都是淀粉含量较高的食物，经常一起食用，易摄取太多热量，使体重增加。糖尿病患者尤其不适合同时食用。

人群宜忌

宜
- 胃病、湿疹的人
- 便秘患者

忌
- 肾炎患者
- 糖尿病、肥胖的人

第二章 养脾胃必吃的调补食物

芋头 补脾调中健肠胃

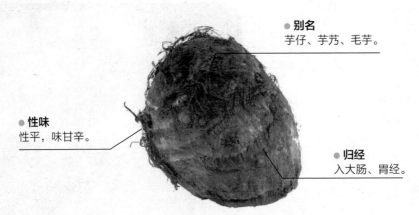

● **别名**
芋仔、芋艿、毛芋。

● **性味**
性平，味甘辛。

● **归经**
入大肠、胃经。

每日推荐用量：70克

`营养成分` 蛋白质、糖类、膳食纤维、膳食纤维、钾、镁、铁、钙、磷、维生素B₁、维生素C等。

`保健功效` 益胃宽肠、消肿止痛、帮助消化、能改善便秘、可降血压。

`选购诀窍` 购买芋头时应挑选个头端正，表皮没有斑点、干枯、收缩、硬化及有霉变腐烂的。

🔍 对脾胃的益处

芋头也称作芋艿，入脾经、大肠经，功效之一便是强壮脾胃，经常食用可增强食欲，促进消化，除烦止渴，使人肠通畅，肌肤美白，是胃弱、肠胃病、结核病患者的养生美食，老年、儿童也可经常食用。

🔍 满分食用法

➡ 芋头含有大量的草酸钙，生食容易对嘴唇和皮肤造成伤害，只要将芋头煮到熟烂，草酸钙就会被分解掉。

➡ 芋头含有丰富的淀粉及蛋白质，很容易产生饱腹感，营养也很充足。食用芋头的时候不要喝太多的水，以免冲淡掉胃液，妨碍消化。

健康小贴士

芋头适合于阴凉处存放，因其不耐低温，放进冰箱反而会更容易坏。故鲜芋头适宜在气温低于7℃时，存放在室内较温暖处，防止因冻伤造成腐烂。

☺ 这样搭配最健康

芋头 + 洋葱 = 养颜美容

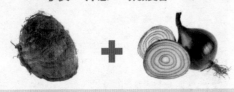

芋头含有维生素B₁，与含有蒜素的洋葱一起食用，不但能消除疲劳还能美容养颜。

芋头 + 鸭血 = 预防贫血

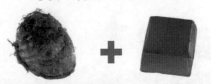

芋头含有叶酸，鸭肉中含有维生素B₁₂，两者都是造血所需的营养素，一起食用能预防贫血。

健脾胃私房菜

芋头蒸肉饭

主料 芋头2个、大米100克、猪肉100克。

配料 葱花、盐各适量。

做法

1. 葱切末，芋头洗净去皮切小块，猪肉切末下锅略炒至断生。

2. 米饭与芋头块同蒸，蒸至半熟时放入猪肉末，蒸好后撒上葱末即可。

功效解读 开胃、帮助消化，改善便秘。

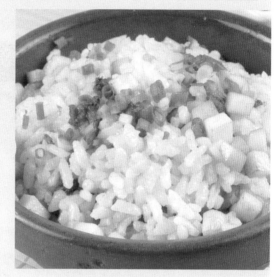

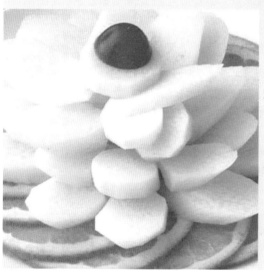

芋头拌橙片

主料 芋头2个、橙子2个。

做法

1. 芋头洗净去皮切片，蒸熟。

2. 橙子去皮切薄片。摆盘即可。

功效解读 健脾消食。

温馨提示 芋头黏液中的草酸钙能刺激皮肤发痒，所以在削皮切片时，应注意不要把黏液弄到手上。如果手发痒，可在火上烤烤，或用生姜捣汁擦拭来消除不适感。

☹ **这样搭配易生病**

芋头 + 醋 = 影响消化

醋中的醋酸会干扰芋头中的淀粉分解，使淀粉在胃中滞留的时间太长，影响消化。

人群宜忌

宜	➤ 体质虚弱、营养不良的人 ➤ 高血压、高血脂患者

忌	➤ 胃痛、容易腹胀者 ➤ 糖尿病、过敏体质的人

香菇 山珍的素中之王

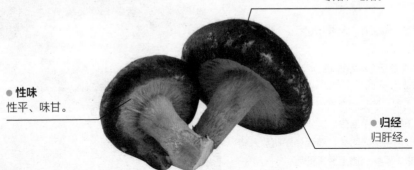

● **别名**
冬菇、毛菇。

● **性味**
性平、味甘。

● **归经**
归肝经。

每日推荐用量：40克

`营养成分` 蛋白质、糖类、钾、镁、膳食纤维、钙、碘、镁、B族维生素、维生素D等。

`保健功效` 健骨、抗癌、预防心血管及动脉硬化。

`选购诀窍` 香菇以伞把肥厚、伞缘曲收、内侧呈乳白色、皱褶明显、柄短而粗、菇肉厚实者为佳。

🔍 对脾胃的益处

香菇味甘、性偏凉，入肝、胃经，有"益胃助食"之功，中医常用香菇治疗身体少气乏力、脾胃虚弱、食欲减退的症状。现代研究证明，香菇含有多种维生素、矿物质和多糖，可促进人体新陈代谢，提高机体适应力和免疫功能。

🔍 满分食用法

➥ 特别大朵的新鲜香菇最好不要食用，因为很可能是被施用激素催肥的，如果经常过量食用，会有害人体健康。

➥ 用干香菇进行烹调前，最好先用热水将干香菇适度泡发，才能将其中所含的核糖核酸催化而释出鲜味物质，但是不能浸泡太久，以免香菇的鲜味物质流失。

➥ 香菇可以沾些淀粉再入油锅炸，这样烹煮时不易发生粘连。

健康小贴士

食用前将干香菇放在水温为5摄氏度的凉水中泡发35分钟，待菇盖全都软化，要立即捞起稍微挤干，然后用于烹调，其风味特别鲜美。另外，泡发时如在水中溶进一点白糖，由于渗透压的关系，可减少香菇美味成分的流失。

☺ 这样搭配最健康

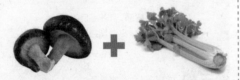

香菇 + 西芹 = 保护视力、抗衰老

西芹含纤维素多，有助排便，香菇补虚健脾胃，二者搭配更能有效健脾。

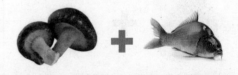

香菇 + 鲤鱼 = 消除疲劳

香菇含有维生素 B_2，鲤鱼中含有维生素 E，搭配食用，有助于消除疲劳，维持健康的毛发、肌肤和指甲。

健脾胃私房菜

香菇油菜

主料 香菇150克、油菜250克。

配料 葱、姜、蒜，盐、酱油适量。

做法

1. 油菜下水稍微煮一下，盛起摆盘。下葱、姜、蒜末炒香。

2. 放入香菇煸炒，加盐、酱油适量，最后倒在摆好的油菜上即可。

功效解读 清肠排毒、益于脾胃。

温馨提示 在清洗油菜时，可以将油菜心头部用刀切开，这样可以使菜头与菜叶同时成熟而且还便于入味。

香菇蛋花汤

主料 香菇50克、鸡蛋4个、油菜叶适量。

配料 葱花、盐、白胡椒粉、味精、淀粉各适量。

做法

1. 香菇泡好后切块；鸡蛋在碗边磕破，放入碗中打散。

2. 锅中放入油，爆香葱花，加入适量水和香菇，煮沸后加入搅匀的鸡蛋液，煮沸后加入加水后的淀粉、味精、盐、油菜叶即可。

功效解读 顺肠理胃、改善脾虚。

温馨提示 泡发香菇时，可放在适量温水中浸泡约1小时，然后用手指朝着一个方向搅动或是将香菇的蒂部朝下在水中抖动，使其中的泥沙沉入碗底。

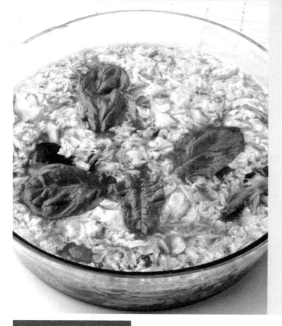

😖 这样搭配易生病

香菇 + 番茄 = 破坏类胡萝卜素

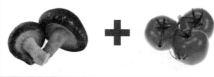

香菇中含有甾醇，与含有类胡萝卜素的番茄同食，会破坏番茄所含的类胡萝卜素，使营养价值降低。

人群宜忌

宜
- 高血脂、高血压、贫血者
- 动脉硬化、糖尿病、癌症患者

忌
- 痛风、尿酸高患者、肾病患者
- 产妇刚分娩完不久

草莓　健脾和胃利小便

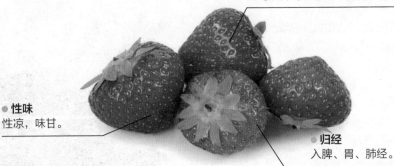

别名
红莓、洋莓、地莓、野梅、洋莓果。

性味
性凉，味甘。

归经
入脾、胃、肺经。

每日推荐用量：7~10个

`营养成分` 糖类、膳食纤维、维生素C、生物素、钙、磷、钾、有机酸等。

`保健功效` 改善便秘、缓解高血压、动脉硬化、预防癌症、延缓衰老。

`选购诀窍` 以果实大、形状完整、香气浓郁、叶片鲜绿、果实颜色鲜红、无损伤者为佳。

🔍 对脾胃的益处

草莓性平，味甘酸，入脾、胃、肺经，有健脾和胃的功效，用于脾胃虚弱之症，如胃下垂、子宫脱垂等症；对气血不足之虚症也有很好的疗效，另外，草莓中含有的果胶及纤维素，可促进胃肠蠕动，改善便秘，预防痔疮、肠癌的发生。

🔍 满分食用法

➡ 草莓表面粗糙，不易洗净，用淡盐水或高锰酸钾水浸泡10分钟，既能杀菌又较易清洗。

➡ 维生素C经过发热就会被破坏，所以吃草莓最适合直接生吃。

➡ 草莓不适合食用过量，每天只要吃5~10颗左右，就能摄取到一天所需要的营养。

健康小贴士

吃草莓可以开胃，但是其性凉，因此一次不要吃太多，尤其是容易腹泻、脾胃虚寒、胃酸过多的人，吃草莓更要控制好量。另外，肺寒咳嗽的人也不宜吃草莓。

☺ 这样搭配最健康

草莓 + 榛果 = 增强体力、预防贫血

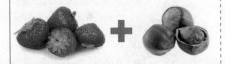

草莓含有维生素C，与含有铁的榛果一起吃，能促进人体吸收铁，有助于增强体力，预防贫血。

草莓 + 蛋黄 = 能促进血液循环

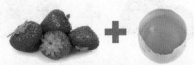

草莓富含维生素C，与含有维生素E的蛋黄酱一起食用，有助于护肤、抗衰老，促进血液循环。

草莓包馅酥

主料 黄油100克、鸡蛋4个、面粉200克。

配料 白糖、草莓酱适量。

做法

1. 将黄油和白糖打匀，分次加入打散的蛋液，混合均匀，最后加入面粉合成面团。
2. 面团揪成块，包上草莓馅，做成方形，放入烤箱中烤制即可。

功效解读 养颜、抗衰老。

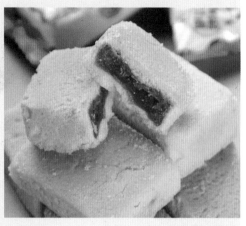

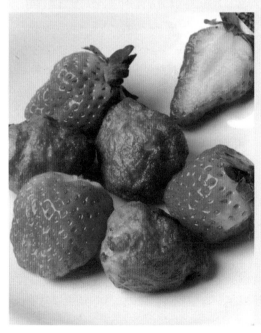

草莓虾球

主料 面粉200克、虾仁200克。

配料 盐适量。

做法

1. 面粉加适量盐和成糊状，虾仁切碎做成丸子，沾面糊下油锅炸至金黄。
2. 草莓洗净切半摆盘，虾丸炸好放一起即可。

功效解读 健脾和中、清爽开胃。

温馨提示 草莓属于低矮的草茎植物，在栽培施肥时，易受到各种污水、污物的污染。加之草莓在喷药、采摘、运输过程中，往往会沾上农药、污物、尘埃，所以人们在食草莓时，必须进行彻底清洗和消毒处理。否则，草莓表面的病菌便会乘虚而入，侵袭人体，危害健康。

☹ 这样搭配易生病

草莓 + 甘薯 = 容易引发肠胃不适

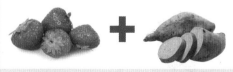

甘薯富含淀粉，食用后胃会分泌大量胃酸，遇到草莓中的果胶，会产生一种不容易分解的凝块，导致肠胃不适。

人群宜忌

宜
- 风热咳嗽、咽喉肿痛者
- 动脉硬化、冠心病、癌症患者

忌
- 痰湿、便泄患者
- 肾脏功能不佳、尿路结石患者

苹果 健脾胃明星水果

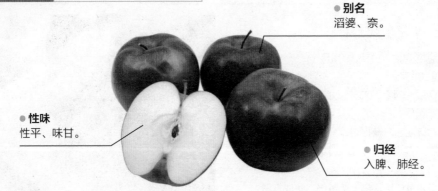

● **别名**
滔婆、奈。

● **性味**
性平、味甘。

● **归经**
入脾、肺经。

每日推荐用量： 1~2个

营养成分 膳食纤维、糖类、维生素A、B族维生素、维生素C、铁、磷、钾、镁、柠檬酸、苹果酸等。

保健功效 帮助消化、增强记忆力、防治贫血和高血压。

选购诀窍 挑苹果时可以用手指弹，声音响亮、清脆、圆整、光滑、色泽鲜嫩者为佳。

🔍 对脾胃的益处

苹果含有鞣酸以及有机酸，有收敛止泻作用；苹果中的粗纤维又能使大便松软，排泄便利，所以苹果具有止泻、通便双重作用。苹果还能健脾胃、补中焦之气，促进食物的消化、吸收，对肠道的排泄及养分的吸收起到重要作用。

🔍 满分食用法

➔ 每天吃1~2个苹果就可以达到保健的效果。吃苹果最好细嚼慢咽，这样不仅能起到促进消化的作用，营养成分也能被充分吸收。

➔ 苹果削皮后容易氧化，会变色，营养成分也容易流失，可以放入盐水或柠檬水中浸泡，或用保鲜膜包好放入冰箱。

➔ 有轻度腹胀或便秘的人，可以空腹单吃苹果，一天1个，连吃3天；可以将苹果捣成泥，加入适量山药粉，效果更好。

健康小贴士

专家建议，在保证果皮中农药残留安全情况下，吃苹果时最好不要削皮。芬兰的一项研究揭示多吃苹果能使肺癌的患病率减少一半，其他癌症的患病率减少五分之一。

☺ 这样搭配最健康

苹果 + 猪肉 = 消除疲劳

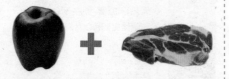

富含糖类的苹果与含维生素 B₁、锌的猪肉一起食用，能消除疲劳。

苹果 + 胡萝卜 = 增加抵抗力

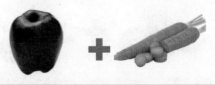

苹果和胡萝卜一起吃，有助于抑制细胞氧化，可保健皮肤，增强抵抗力。

健脾胃私房菜

苹果芹菜沙拉

主料 苹果1个、芹菜100克。

配料 沙拉酱适量。

做法

1. 苹果去皮切丁。芹菜洗净切小段，放在水里氽熟。

2. 加适量沙拉酱拌匀，也可以根据口味加少许盐。

功效解读 通便、清毒，有利脾胃。

温馨提示 此菜适用于高血压病、糖尿病、慢性胃炎、胃酸缺乏症、萎缩性胃炎、前列腺炎等病症。

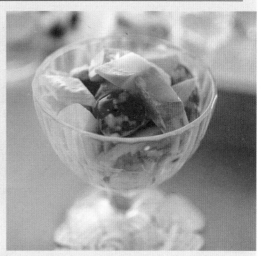

香烤苹果酥

主料 面粉200克、鸡蛋3个。

配料 白糖、盐适量。

做法

1. 面粉加油、鸡蛋液、白糖、盐和匀，放入冰箱醒半小时。苹果去皮切小丁，黄油入锅小火化开，倒入苹果丁，加白糖，小火翻炒至苹果汁耗干。

2. 醒好的面取出做成方块形，一面放上苹果馅，另一面翻过来压紧。放入烤盘，将鸡蛋打散成蛋液，刷在苹果酥表面，关上烤箱加热20分钟。

功效解读 促进食欲，帮助消化。

温馨提示 此菜适用于慢性胃炎、贫血、慢性气管炎、咽炎等病症。

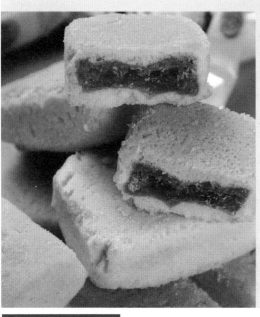

☺ 这样搭配易生病

苹果 + 洋葱 = 诱发甲状腺肿

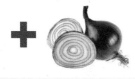

苹果富含丰富植物色素，与含有硫化物的洋葱一起食用，容易产生抑制甲状腺作用的物质，诱发甲状腺肿。

人群宜忌

宜
- 肥胖、胃炎、腹泻的人
- 高血压、结肠炎患者

忌
- 脾胃虚弱、寒性体质的人
- 脾虚、肾病、心肌梗患者

橘子 开胃理气好水果

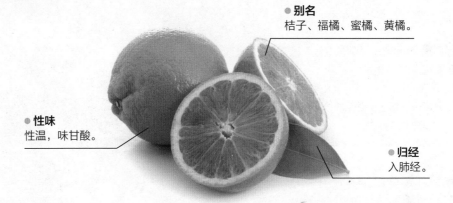

● **别名**
桔子、福橘、蜜橘、黄橘。

● **性味**
性温，味甘酸。

● **归经**
入肺经。

每日推荐用量：1~3个

`营养成分` 糖类、类胡萝卜素、钙、磷、钾、镁、维生素A、B族维生素、维生素C、维生素P等。

`保健功效` 促进新陈代谢、健脾胃、调节血压。

`选购诀窍` 好的橘子色泽金黄略带微红、近似球状，手感较沉。

对脾胃的益处

橘子具有健脾、顺气、化痰的药效。橘皮入药称为"陈皮"，具有健脾和胃的功效。

满分食用法

→ 吃橘子一天内不要超过3个，过量摄入维生素C时，体内代谢的草酸会增多，易引起尿结石、肾结石。

→ 橘瓤外白色的网状筋络通常被称之"橘络"。无论从中医学还是从现代营养学的角度来讲，橘络对人体的健康都是非常有益的。

→ 烹调鱼类时，可以用橘子皮去腥，并能增加香味。

健康小贴士

桔子含有叶红质，如果摄入过多，血中含量骤增并大量积存在皮肤内，使皮下脂肪丰富部位的皮肤，如手指、足掌、手掌、鼻唇沟及鼻孔边缘发黄。饭前或空腹时不宜吃橘子，因为橘子中的有机酸会刺激胃壁的粘膜，对胃不利。

☺ 这样搭配最健康

橘子 + 核桃 = 增强体力

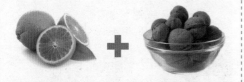

橘子富含维生素C，能促进人体吸收核桃中的铁，可预防贫血，增加体力。

橘子 + 橙子 = 预防感冒

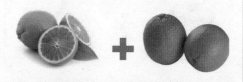

橘子中含有的维生素与橙子中维生素C相作用，可预防感冒，增强人体免疫力。

健脾胃私房菜

银耳橘子汤

主料 银耳50克、橘子1个。

配料 白糖适量。

做法

1. 银耳洗净后充分泡发，橘子去皮剥瓣。
2. 将银耳与橘子一起放入锅中，加水适量，煮15分钟，煮熟后加白糖调味。

功效解读 滋阴、养胃。

温馨提示 橘子有健胃理气的作用，银耳能够养气和血，二者合用，对改善脾胃虚弱有很好的效果。

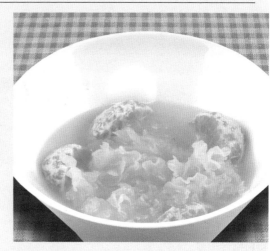

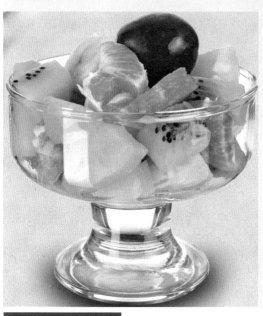

橘子水果沙拉

主料 西瓜、猕猴桃、橘子、香蕉适量。

配料 沙拉酱、千岛酱适量。

做法

1. 西瓜、猕猴桃、香蕉洗净后分别去皮切小块，橘子去皮掰瓣。
2. 将切好的水果放入碗内，根据个人口味加沙拉酱或千岛酱，搅拌均匀后即可。

功效解读 顺气、健脾胃。

温馨提示 和橘子一样，猕猴桃同样具有健胃消食、补脾止泻、清胃解渴等功用。两者加上西瓜与香蕉，不仅色彩丰富，味道酸甜，而且具健脾消暑、解热利尿、止渴的功效。是胃热、肺热者消暑美食。

☺ 这样搭配易生病

橘子 + 白萝卜 = 抑制对碘的吸收

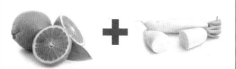

白萝卜食用后会在人体中产生一种硫氰酸代谢物，与橘子中的类黄酮产生的代谢相互作用，抑制人体吸收碘。

人群宜忌

宜
- 肺热咳嗽、大便干燥者
- 呕逆少食、老慢支、心血管疾病患者

忌
- 糖尿病、泌尿系统结石患者
- 风寒引起咳嗽的人
- 胃溃疡患者

第二章 养脾胃必吃的调补食物

125

香蕉 肠胃健康快乐果

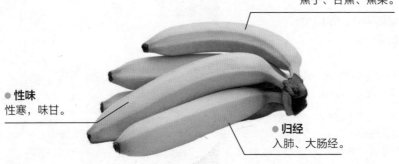

● **别名**
蕉子、甘蕉、蕉果。

● **性味**
性寒，味甘。

● **归经**
入肺、大肠经。

每日推荐用量：1~2根

营养成分 糖类、膳食纤维、维生素A、维生素C、烟酸、磷、钾、镁等。

保健功效 保护肠胃、改善便秘、降血压、防癌症。

选购诀窍 新鲜的香蕉应该果面光滑，无病斑、无创伤，果皮易剥离，果肉稍硬，捏上去不发软，口感香甜、不涩、无怪味。

🔎 对脾胃的益处

香蕉被称为"快乐果"，不但能稳定情绪，而且其所含的膳食纤维能刺激肠胃蠕动，改善便秘；所含的磷酸胆碱可缓解胃酸对胃黏膜的刺激，促进黏膜液的产生，对预防胃溃疡有帮助。

🔎 满分食用法

➡ 香蕉在低温下容易腐坏，不可放进冰箱内保存。

➡ 取一根香蕉蘸蜂蜜食用，可治痔疮、便后出血。香蕉磨碎加入茶和蜜糖同饮，对高血压、冠心病和动脉硬化患者很有帮助。

健康小贴士

香蕉虽然香糯营养，但不是每个人都适宜吃。香蕉糖分高，每100克含有大约87千卡卡路里的热量，患糖尿病者必须多注意吸取的分量不能多。

☺ 这样搭配最健康

香蕉 + 奶酪 = 防止骨质疏松

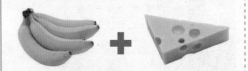

香蕉中含镁，奶酪中含有钙，一起食用能防止钙沉积在组织或血管壁中，并能预防骨质疏松。

香蕉 + 花生 = 提高烟酸含量

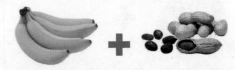

香蕉与花生一起食用，所含的盐酸与色氨酸发生作用，能提高烟酸含量，维持皮肤、消化及神经系统的健康。

健脾胃私房菜

香蕉奶昔

主料 香蕉2根、牛奶一盒。

配料 蜂蜜适量。

做法

1. 香蕉去皮切小块，放入搅拌机中，加入牛奶和蜂蜜。
2. 搅拌1分钟左右即可，可根据个人口味加冰块食用。

功效解读 促进便秘，润肠胃。

温馨提示 香蕉含钾可防止血压升高、消除疲劳、保持神采、帮助消化，是高血压患者优质的脾胃保健品，非常适合在夏季食用。

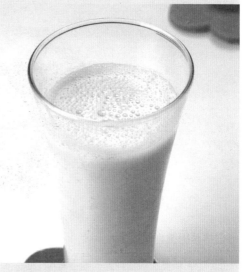

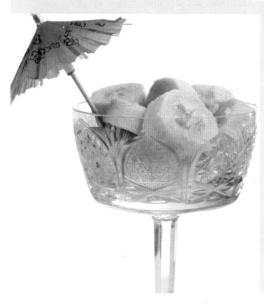

香蕉沙拉

主料 香蕉2根、酸奶或沙拉酱适量。

做法

1. 香蕉去皮切片或切块，放入合适的容器中。
2. 可以根据自己的口味，加入沙拉酱或酸奶，拌匀食用。

功效解读 降压、开胃、润燥。

温馨提示 香蕉性寒、味甘，能够清热润肠，可增强胃肠动力(不过怀孕的女性要少吃)。酸奶对促进胃肠的消化、吸收和润肠均有一定的作用，二者一结合，既通便又润肠，具有维护肠道的正常功能的作用，是热性便秘者应该常备的养生美食。

☺ 这样搭配易生病

香蕉 + 火腿 = 产生致癌物质

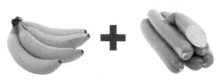

香肠含有亚硝酸盐，香蕉含有二级胺，相互反应会生成亚硝胺，所以要避免一起食用。

人群宜忌

宜
- 体质虚弱、消化不良、患有疾病的人
- 神经衰弱、睡眠不佳者
- 产妇坐月子

忌
- 风寒感冒、关节炎、肾炎患者
- 易腹泻、胃酸过多、慢性肠炎患者

芒果 养胃益胃利小便

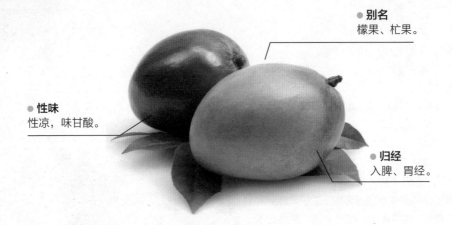

● **别名**
檬果、杜果。

● **性味**
性凉，味甘酸。

● **归经**
入脾、胃经。

每日推荐用量： 60克

`营养成分` 糖类、膳食纤维、维生素A、维生素C、叶酸、钙、磷、铁、钾、镁等。

`保健功效` 养颜美容、防癌、预防高血压和动脉硬化。

`选购诀窍` 以果色金黄、果粒大而饱满、表皮无黑斑及伤痕，气味清香者为佳。

🔎 对脾胃的益处

芒果中的营养成分高于一切水果，所含的膳食纤维能促进肠胃蠕动。芒果中的醇类化合物具有抗癌效果，对防治结肠癌更有帮助。

🔎 满分食用法

➡ 芒果属于后熟水果，未成熟之前，不要放进冰箱冷藏，以免口感不佳。

➡ 将适量的芒果与猕猴桃一起打汁饮用，对于食欲不振、容易觉得疲倦的人有效果。

➡ 有慢咽喉炎或声音嘶哑的人，可以将芒果煎水，代替茶饮用，很有效果。

健康小贴士

体质湿热的人群不适宜吃芒果，如胃热太盛或患有湿疹等皮肤病的人最好不要食用，否则会加重病情。

☺ 这样搭配最健康

芒果 + 牛奶 = 保护视力，抗衰老

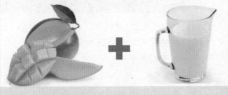

芒果含类胡萝卜素，与含有维生素D的牛奶一起食用，对吸收类胡萝卜素有帮助，保护视力，抗衰老。

芒果 + 奶酪 = 预防骨质疏松

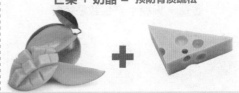

芒果与奶酪都含有钙，奶酪还含有维生素D，有助于钙的吸收，能强化钙牙齿和骨骼、预防骨质疏松，并具有抗压效果。

健脾胃私房菜

芒果甜点

主料 冰淇淋1盒、芒果1个。

做法

1. 取牛奶口味的冰淇淋放入杯中，将芒果洗净去皮切块。

2. 将芒果放于冰淇淋上面，拌匀食用即可，十分香甜美味。

功效解读 清口，开胃。

温馨提示 芒果性味甘酸，性凉，能养阴，健脾开胃，防止呕吐，增进食欲，加上甜凉爽口牛奶冰激凌，既能增进营养，又能帮助消化，是夏季不可不吃的开胃佳品。

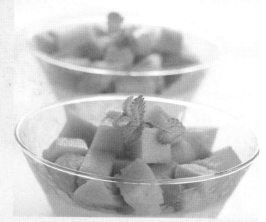

芒果凉饮

主料 芒果2个。

配料 蜂蜜适量。

做法

1. 芒果去皮切小块，放入榨汁机搅拌45秒后榨成汁。

2. 根据个人口味加入蜂蜜和冰块，即可饮用。

功效解读 润肠、健脾胃。

温馨提示 芒果的成分中含有乙醛酸，特别是未成熟的芒果含量极高，这种有机酸对皮肤粘膜有一定的刺激作用。因此，有过敏体质的人尽量不要吃芒果，即便对芒果不过敏者，吃芒果后应及时清洗口周、面部、手上的芒果汁液，以减少刺激。

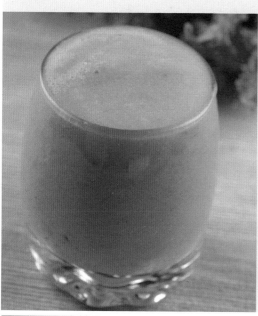

☹ 这样搭配易生病

芒果 + 胡萝卜 = 引起消化不良

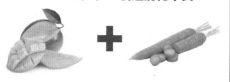

胡萝卜中的维生素C分解酶会破坏芒果富含的维生素C，造成营养流失。

人群宜忌

宜
- 便秘、高血压、癌症患者。
- 神经衰弱、睡眠不佳者

忌
- 风湿、发炎、皮肤病患者。
- 肿瘤、糖尿病患者

养脾胃必吃的调补食物

菠萝 改善腹泻健脾胃

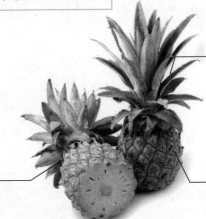

● 别名
凤梨、黄梨、露兜子。

● 性味
性平，味甘。

● 归经
入胃、肾经。

每日推荐用量：65克

营养成分 糖类、膳食纤维、有机酸、维生素A、维生素B$_1$、维生素C、类胡萝卜素、钾等。

保健功效 帮助消化、改善腹泻、消除疲劳、预防骨质疏松。

选购诀窍 新鲜成熟的菠萝结实饱满，果皮黄中略带青色，表皮凸起物没有磨损，散发清新果香。

对脾胃的益处

菠萝含有蛋白酶，能分解蛋白质，并帮助蛋白质的吸收和消化，含有丰富的维生素B$_1$，可以消除疲劳、增进食欲。是理想的健脾胃、助消化食品。

满分食用法

● 食用菠萝以每次130克，即1/6个比较合适。另外，菠萝含有一种天然的消化成分——菠萝蛋白酶，特别有助于促进消化、解除油腻，提振食欲。

● 菠萝不能食用过量，否则容易刺激口腔黏膜并降低味觉。

健康小贴士

吃新鲜菠萝前宜先行处理，菠萝蛋白酶在50℃环境下就开始变性失去作用，所以可以用开水烫一下，这样甙类也可同时被破坏消除，令过敏体质者放心。如果为了保持菠萝的新鲜口味，可以把切成片的菠萝放在盐水里浸泡30分钟左右，再用凉开水浸洗去咸味。

☺ 这样搭配最健康

菠萝 + 蛋类 = 养颜美肤

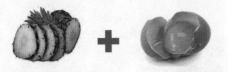

菠萝与蛋类所含的维生素C和蛋白质结合，能促进胶原蛋白合成，美白肌肤。

菠萝 + 生菜 = 促进血环、代谢

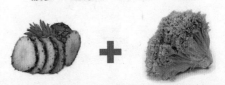

菠萝含有蛋白酶，生菜含有膳食纤维，一起食用有助于溶解阻塞在组织中的膳食纤维和血液凝块，促进血液循环。

菠萝红薯

主料 菠萝100克、红薯200克、红豆50克。

配料 蜂蜜适量。

做法

1. 菠萝去皮切小块，红薯煮熟切小块，红豆煮熟。
2. 将菠萝和红薯拌匀，加上红豆，最后放入适量蜂蜜即可。

功效解读 理气健脾胃。

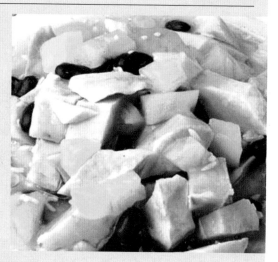

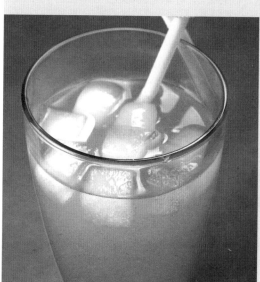

菠萝柠檬汁

主料 菠萝200克、柠檬1个。

配料 蜂蜜适量。

做法

1. 菠萝去皮切小块，柠檬去皮切薄片，一起放入榨汁机。
2. 用榨汁机榨成汁，加适量蜂蜜和冰块饮用。

功效解读 清口开胃、抗衰老。

温馨提示 菠萝有促进消化、解除油腻的功效，柠檬酸味强，侧重于开胃生津，二者合二为一，互助互用，是对抗食欲不佳、消食健胃的最佳美食。

☹ 这样搭配易生病

菠萝 + 虾 = 刺激肠胃

菠萝含有鞣酸，虾则富含钙，一起食用，钙与鞣酸会结合成不易消化的鞣酸钙，会刺激肠胃出现呕吐症状。

人群宜忌

宜	◎ 消化不良、身热烦躁者 ◎ 高血压、支气管炎患者
忌	◎ 湿疹、疥疮患者 ◎ 发烧的人

杨桃 呵护脾胃的健康

● **别名**
阳桃、羊桃、山敛、三棱子、星星果。

● **性味**
性凉，味甘酸。

● **归经**
入肺、心、小肠经。

每日推荐用量： 50克

营养成分 糖类、膳食纤维素、维生素A、维生素C、维生素E、磷、镁、钾、柠檬酸、草酸等。

保健功效 和中消食、促进消化、预防高血压、降低胆固醇。

选购诀窍 以果皮光亮，皮色黄中带绿，棱边青绿为佳。如杨桃棱边变黑，皮色接近橙黄，表示已熟多时;反之皮色太青则可能过酸。

🔍 对脾胃的益处

杨桃是胃内有热者最适宜食用的清热水果。因为它不仅可以解除内脏积热，还有消滞醒脾的作用，脾胃功能不佳的患者，特别是胃火过旺的患者，可食用杨桃以消除身体上的不适感。

🔍 满分食用法

➡ 新鲜的杨桃呈现黄橙色，保存时不要放入冰箱，室温下可以存放半个月。没成熟的杨桃，外表青绿色，能保存大概1个月。太熟的杨桃会出现腐烂的斑块，不要食用。

➡ 杨桃每次食用半个为宜。因为杨桃含有大量草酸盐，若食用过量或空腹食用，容易伤害肾脏。

健康小贴士

杨桃清洗干净，用刀削掉五个菱角，只要削掉较薄的菱即可，不用把整个菱角全部削掉，否则整个杨桃就没剩多少了。生食时最好切成条状而非星状，能保证每块甜度均匀，由果头吃到尾，这样会越吃越香甜。

☺ 这样搭配最健康

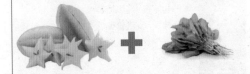

杨桃 + 菠菜 = 养颜美容、抗衰老

杨桃富含维生素C，菠菜含类胡萝卜素，一起食用能防止细胞氧化，有助于养颜美容。

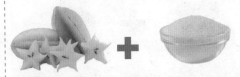

杨桃 + 盐 = 平衡酸碱值

杨桃含有钾，与盐中的钠发生作用，有助于维持人体酸碱平衡。

杨桃鲜奶香蕉蜜

主料 杨桃2个、香蕉3根，
鲜奶15毫升。

配料 蜂蜜适量。

做法

1. 杨桃去皮切块，香蕉去皮切块，一起榨
   成汁。

2. 将杨桃香蕉汁与鲜奶混合搅匀，加入适
   量蜂蜜即可。

功效解读 润肠排毒、健脾胃。

温馨提示 此饮具有美白肌肤、消除皱纹
的功效，可改善干性或油性肌肤。

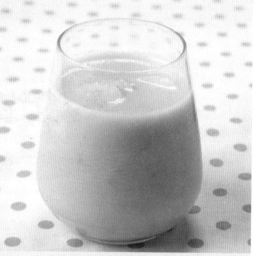

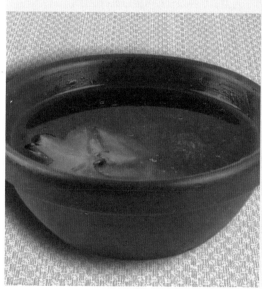

杨桃紫苏乌梅甜汤

主料 杨桃2个、乌梅10颗、
紫苏叶适量。

配料 蜂蜜适量。

做法

1. 杨桃去皮，切薄片。加紫苏叶、乌梅一
   起煮制。

2. 根据个人口味，加白糖或蜂蜜适量。

功效解读 消食健脾，暖胃行气。

温馨提示 杨桃能够健脾消食，加入乌梅
生津止渴，搭配紫苏叶能利膈宽肠，消食
开胃，下能缓解便秘，对于脾虚便秘、胃
中有积食者均有很好的调理效果。

☺ 这样搭配易生病

杨桃 + 黄豆 = 消化不良

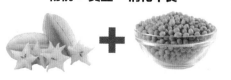

杨桃中的草酸和黄豆中的蛋白质一旦相遇，会形成
一种凝固物质，导致消化不良。

人群宜忌

宜
- 风热咳嗽、消化不良、上火的人
- 口腔溃疡、咽喉肿痛者
- 小便热涩者、泌尿系统结石患者

忌
- 肾病患者
- 脾胃虚寒、腹泻腹痛者

木瓜 调理脾胃顺肠道

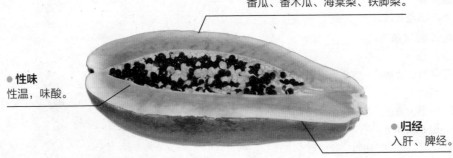

● 别名
番瓜、番木瓜、海棠梨、铁脚梨。

● 性味
性温，味酸。

● 归经
入肝、脾经。

每日推荐用量：75克

`营养成分` 糖类、镁、维生素A、维生素B₁、维生素B₂、维生素B₁₂、维生素C、磷、钾等。

`保健功效` 帮助消化、舒缓痉挛、预防癌症。

`选购诀窍` 要挑选个稍大，色稍黄，摸起来稍软一些的为最好。

🔍 对脾胃的益处

木瓜，性温，味酸，入肝、脾两经，《本草纲目》说木瓜可治胃病，外洗利风湿、脚气。古代脾胃专家李东垣称"木瓜，气脱能收，气滞能和"，是调理脾胃之气的佳果。木瓜在中医里还是强筋壮骨的要药，风湿疼痛、四肢拘挛、腰膝无力、水肿脚气都可用它进行治疗。

🔍 满分食用法

➡ 没成熟的木瓜中含有大量的植物性雌激素，不要食用太多，以免引发雌激素的不平衡。体质虚寒的人不要吃冰镇过的木瓜。

➡ 木瓜不适合吃太多，以免过量的类胡萝卜素沉淀于皮肤，使肌肤变黄。

➡ 不要用铁、铝等器皿装盛、烹调。

健康小贴士

木瓜成熟时，瓜皮呈黄色，味特别清甜，如果皮有黑点的，已开始变质，甜度、香味及营养都已被破坏了。如果煲汤应选择生木瓜或半生的，而作为水果食用应选购比较熟的。

☺ 这样搭配最健康

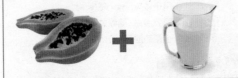

木瓜 + 牛奶 = 帮助吸收蛋白质

木瓜中含有木瓜酶，牛奶中则含有蛋白质，两者结合，有助于吸收蛋白质，对消化牛奶很有帮助。

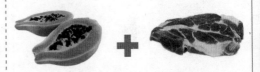

木瓜 + 猪肉 = 有助于吸收蛋白质

木瓜中含有的木瓜酶可以软化猪肉的纤维组织，使猪肉的口感更好，并有助蛋白质的吸收。

木瓜鱼片汤

主料 木瓜1个、鱼1条。

配料 盐适量。

做法

1. 木瓜洗净去皮切块，鱼洗净去除鱼鳞内脏，处理好之后将鱼切片。

2. 将木瓜和鱼片放在一起炖煮，大火煮开后转小火，最后加盐调味即可。

功效解读 滋润补身、利脾胃。

温馨提示 鱼汤原本营养就十分丰富，加上具有健脾消食作用的木瓜，补脾胃的功力更胜一筹，经常食用，对脾胃大有裨益。

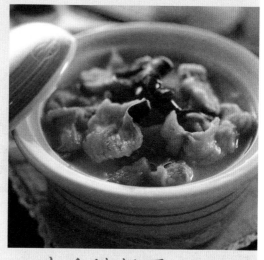

木瓜炖银耳

主料 木瓜1个、银耳100克。

配料 冰糖适量。

做法

1. 银耳洗净，充分泡发好。木瓜洗净去皮切小块。

2. 将银耳与木瓜块一起炖煮，根据个人口味加入适量冰糖。熬煮至粘稠即可食用。

功效解读 养颜滋阴，养胃。

温馨提示 此菜中健脾的木瓜加上富含胶质的银耳，可起到养胃润肠的作用。但必须注意的是银耳必须是煮透了的，切忌半生不熟，因半生不熟的银耳，尚在硬化阶段，吃后不但没有润肠作用，且有碍消化而损胃。

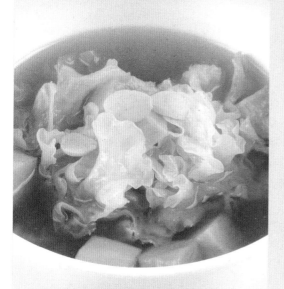

☹ 这样搭配易生病

木瓜 + 南瓜 = 破坏营养价值

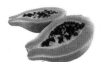

南瓜中含有的维生素C分解酶，会破坏木瓜中的维生素C，降低营养。

人群宜忌

宜
- 感冒咳痰、便秘者
- 慢性气管炎、消化不良、风湿筋骨痛患者
- 产后缺乳者

忌
- 孕妇及过敏体质者

荔枝 益脾开胃提精神

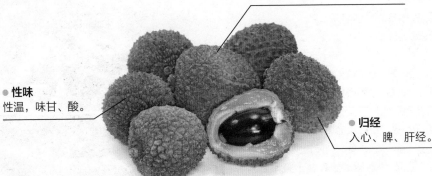

● **别名**
荔支、离支、丹荔、妃子笑。

● **性味**
性温，味甘、酸。

● **归经**
入心、脾、肝经。

每日推荐用量：4~8个

营养成分 糖类、柠檬酸、B族维生素、维生素C、叶酸、磷、钾、镁等。

保健功效 增进食欲、益脾胃、养颜抗衰老。

选购诀窍 新鲜荔枝应该色泽鲜艳，个大均匀，皮薄肉厚，质嫩多汁，味甜，富有香气。

🔍 对脾胃的益处

荔枝味甘、酸，性温，入心、脾、肝经，其果肉有温中止痛、补血理气、健脾补肝、补心安神的功效，其核有温补气血、暖脾胃、止痛消肿、止腹泻的作用。由此可知，荔枝尤其适合脾胃虚寒、体质虚弱及年龄较大的阳虚体质者食用。

🔍 满分食用法

➡ 成熟的荔枝夏天在室温下存放三天就会开始腐坏，所以当荔枝从红色转变成褐色，就是腐坏的征兆。将荔枝放入冰箱中保存，可以稍微延长保存时间。

➡ 荔枝每日的食用量不宜超过200克，大量食用不但容易上火而且会造成食欲减退，使血液中的葡萄糖不足。

健康小贴士

民间有"一颗荔枝三把火"的说法。无节制进食荔枝会出现头昏、大汗、全身无力，有的还会感觉到口渴和饥饿感。吃完荔枝，吃一下清热生津的水果，如梨、西瓜可以防止上火。

☺ 这样搭配最健康

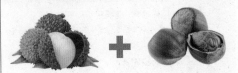

荔枝 + 榛果 = 消除疲劳

荔枝中含有叶酸，榛果中含有铁，两者一起食用，有助于维持红细胞健康，维持好气色，并可以消除疲劳。

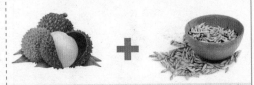

荔枝 + 燕麦 = 帮助糖类代谢

荔枝含有丰富的葡萄糖，与富含B族维生素的燕麦一起食用，能帮助葡萄糖燃烧完全，转变成热量。

荔枝红枣甜酒

主料 荔枝200克、红枣20颗。

配料 甜酒酿一瓶。

做法

1. 荔枝去壳，红枣去核洗净。
2. 将荔枝和红枣放在一起，倒入甜酒酿略拌即可。

功效解读 补脾养血、理气舒筋。

温馨提示 荔枝具有补脾生血的功效，红枣有安中益气的功效，二者结合，在防治脾虚相关病症上效果良好。适用于慢性气管炎、肺结核、慢性胃炎、月经不调、更年期综合征等病症。

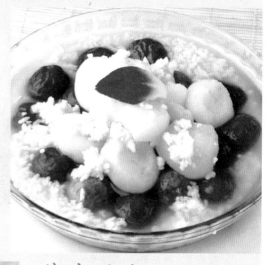

荔枝醋饮

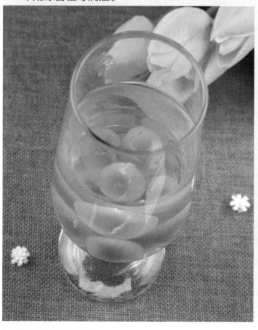

主料 荔枝200克、白醋500毫升。

配料 白糖适量。

做法

1. 荔枝去皮去核，取一个有盖的瓶罐，倒入白醋，将荔枝果肉放入醋中。
2. 加入白糖，封好瓶口，一个月后即可取来饮用。

功效解读 清热生津、健脾胃。

温馨提示 荔枝吃多了会上火，不过经过白醋浸泡的荔枝，不仅不会上火，还能起到解滞、醒脾胃的作用。当然了，无论怎么处理，荔枝都不宜多吃，特别是阴虚火旺的人更应少吃。另外正在长青春痘、生疮、伤风感冒，或有急性炎症的患者，都不宜吃荔枝。

😔 这样搭配易生病

荔枝 + 黄瓜 = 营养成分流失

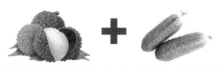

荔枝中含有维生素C，如果遇到黄瓜中的维生素C分解酶，会使得原有的营养成分流失。

人群宜忌

宜
- 体质虚弱者
- 产妇、老人、病后调养者
- 贫血、胃寒、口臭者

忌
- 阴火旺盛、牙龈肿痛、衄血的上火者
- 糖尿病患者

樱桃 强健脾胃助消化

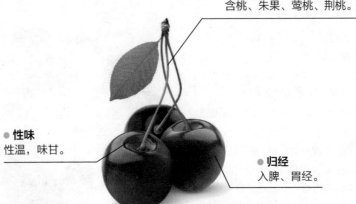

● **别名**
含桃、朱果、莺桃、荆桃。

● **性味**
性温，味甘。

● **归经**
入脾、胃经。

每日推荐用量： 50克

`营养成分` 糖类、维生素C、维生素P、铁、磷、钾、镁等。

`保健功效` 促进血液循环、促进消化、延缓老化、防贫血和便秘、滋养发肤。

`选购诀窍` 买樱桃时应选择连有果蒂、色泽光艳、表皮饱满的。

🔍 对脾胃的益处

樱桃味甘、微酸、性温。入脾、胃二经。具有补中益气、健脾和胃等功效。可用于治疗病后体虚气弱、心悸气短、倦怠食少等脾虚病症。从现代医学的角度上来说，樱桃不仅含铁丰富，维生素C含量也很高，补铁养颜的效果非常好，尤其适合女性朋友。

🔍 满分食用法

➡ 樱桃每次的食用量应该控制在10颗之内。若食用过量，可能会增加体重。樱桃容易损坏，最佳保存环境是-1C°，可以选择冷藏保存。

➡ 樱桃清洗的时间不宜过长，更不可浸泡，以免表皮腐化。

➡ 取几颗樱桃去核，1个梨切块，柠檬半个去皮，加少许蜂蜜和酸奶，一起打汁饮用，可以减肥。

健康小贴士

买回来的樱桃放入盆中，在自来水下冲洗几分钟。在水中放入一些食用碱，稍微搅和均匀就行。碱能中和农药的强酸性，这样可以去除残留农药。

☺ 这样搭配最健康

樱桃 + 哈密瓜 = 预防贫血

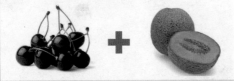

樱桃与哈密瓜一起食用，其所含的铁与维生素C一起作用，能促进人体吸收铁，预防贫血，并增强体力。

樱桃 + 盐 = 维持酸碱平衡

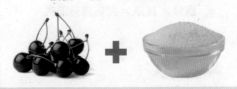

樱桃含有钾，盐中含有钠，一起食用，有助于维持人体的酸碱值平衡。

樱桃酸奶汁

主料 樱桃100克、酸奶1袋。

做法

1. 将樱桃洗净、去核，用榨汁机打成汁。
2. 将樱桃汁与酸奶一起拌匀饮用。

功效解读 美肤、瘦身、利脾胃。

温馨提示 脾胃是气血生化之源，补脾胃的樱桃自然也有很好的补血的功效，与酸奶融合在一起，味道十分清爽，而且含糖量和热量也都很低，很适合注重健康和美丽的现代人。

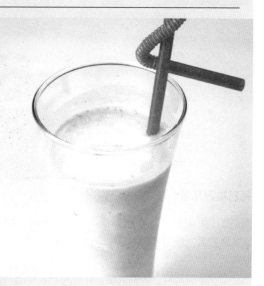

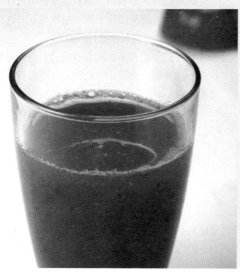

红甜椒樱桃汁

主料 红甜椒1个、樱桃100克。

配料 冰糖适量。

做法

1. 红甜椒洗净去籽，切块；樱桃洗净去核。
2. 将红甜椒块和去核后的樱桃一起放入榨汁机榨成汁，饮用时调入冰糖即可。

功效解读 开胃消食、养颜。

温馨提示 中医理论认为，甜椒性味辛、温，具有开胃消食，温中下气的功效。可以用于治疗虚证，能大补元气，

☹ 这样搭配易生病

樱桃 + 坚果 = 静脉曲张、淤血

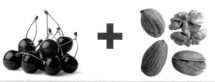

樱桃富含铁质，坚果则富含维生素 E，经常一起食用，会妨碍维生素 E 的吸收，容易导致静脉曲张、淤血、缺乏活力等问题。

人群宜忌

宜
- 体质虚弱者
- 产妇、老人、病后调养者
- 贫血、胃寒、口臭者

忌
- 阴火旺盛、牙龈肿痛、衄血的上火者
- 糖尿病患者

红枣 天然的维生素丸

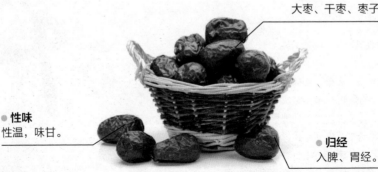

● **别名**
大枣、干枣、枣子。

● **性味**
性温，味甘。

● **归经**
入脾、胃经。

每日推荐用量： 3~8个

营养成分 蛋白质、脂肪、糖类、胡萝卜素、B族维生素、维生素C、维生素P以及磷、钙、铁等。

保健功效 健脾胃、防癌抗癌、补铁补钙、预防胆结石。

选购诀窍 果实呈长圆形，表皮薄而有弹性，皱纹少且浅，干燥不粘手，果肉淡黄，口感甜味足，果核小者为佳。

🔎 对脾胃的益处

红枣的功效，主要表现在调理脾胃方面。因为大枣甜味很浓，按照五味所入，甘味主要入脾，所以枣是补养脾胃之气的重要食物之一。因此脾胃虚弱、腹泻、倦怠无力的人，经常吃枣，对补养脾胃大有裨益。

🔎 满分食用法

➡ 干红枣大小各异，虽然在营养和食疗功效上差别不大，但从口味上建议泡水泡茶时选用大个的红枣，最好将其撕成几瓣再用。

➡ 枣皮中含有丰富的营养成分，炖汤时应该连皮一起烹调，但是生吃红枣时应吐枣皮，因为枣皮不容易消化，会滞留在肠道中。

➡ 红枣有益健康，但并非多多益善。中等大小的红枣，一次食用最好别超过10个，过量食用有损消化功能，引起胃酸过多和腹胀。

健康小贴士

服用退热药物时如果食用含糖量高的红枣容易形成不溶性的复合体，减少初期的吸收速度。所以在此期间忌食用红枣，另外，龋齿疼痛、下腹胀满、便秘患者也不宜食用枣。

☺ 这样搭配最健康

红枣 + 牛奶 = 补血、开胃

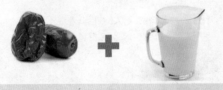

红枣与牛奶一起食用，不但能补血安神，还能健脾开胃，非常适合。

红枣 + 鲤鱼 = 滋补暖胃

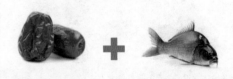

红枣与鲤鱼一起食用，不但能养胃暖胃，还能强心智，是补身佳品。

红枣乌鸡汤

主料 乌鸡1只、红枣10枚、枸杞10克。

配料 料酒、姜、盐各适量。

做法

1. 乌鸡处理好，斩块；红枣、枸杞洗净；生姜切片。
2. 乌鸡与红枣、枸杞一起放入锅内，加水和料酒，大火煮开后转小火，最后加盐调味即可。

功效解读 益气补血，健脾和胃。

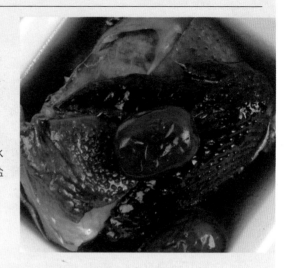

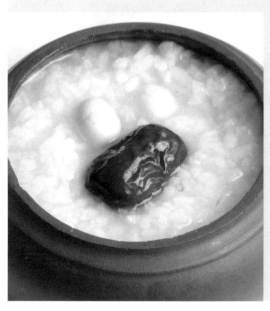

红枣莲子糯米粥

主料 红枣10枚、莲子50克、糯米100克。

做法

1. 莲子洗净去芯；红枣去核洗净；糯米洗净。
2. 锅中放入适量水，煮沸后，将以上食材放入锅中，大火煮开后小火煮40分钟即可。

功效解读 安中益气，养脾胃。

温馨提示 此粥有增补气血，强心益脾的功效，特别适宜于健康人养生保健。另外，由于莲子有着惊人的生命力，所以可用来给产后的妈妈滋补充元气。

☺ 这样搭配易生病

红枣 + 胡萝卜 = 降低营养价值

 +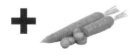

红枣含有丰富的维生素C，而胡萝卜含有能破坏C的氧化酶，两者相遇就降低了红枣的营养。

人群宜忌

宜
- 脾虚便溏、气血不足、神经衰弱、贫血者
- 慢性肝病、心血管疾病、过敏性疾病、癌症患者

忌
- 感冒、发烧、气胀者
- 高血脂、高血压、糖尿病患者

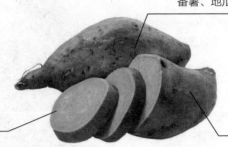

红薯 高纤维来健胃肠

其他类

● **别名**
番薯、地瓜、甘薯。

● **性味**
性平，味甘。

● **归经**
入脾、肾经。

每日推荐用量：80克

营养成分 蛋白质、糖类、膳食纤维、类胡萝卜素、维生素A、B族维生素、维生素C、钙、磷、铜、钾等。

保健功效 抗衰老、防癌、抗炎、防便秘。

选购诀窍 选择中等大小、纺锤形状，表面光滑、坚硬的为佳。

对脾胃的益处

红薯味甘，五味之中甘味入脾，对脾有很好的补益效果。所以《随息居饮食谱》中说红薯"食补脾胃，益气力，御风寒，益色"。一旦我们出现食欲不振、消化不良等病症时，红薯都是最佳的治疗助手。

满分食用法

➡ 生红薯中含有肠胃消化酶抑制剂，会影响人体消化吸收，所以生食红薯容易腹胀。红薯最佳的食用方式是经过较长时间的蒸煮，使所含的肠胃消化酶抑制剂被高温分解。

➡ 红薯一般都是越放越甜，所以您买回来后最好放些日子，这样等到红薯里的糖分得到充分积累，煮熟后会格外甜。

➡ 甘薯与米、面一起食用，能减少食用红薯的不适，还能发挥蛋白质的作用。

健康小贴士

红薯一次不可多吃，最好不超过180克。空腹吃红薯，更会产生大量胃酸，当胃酸过多时会刺激胃粘膜而引起返酸，让人有烧心的感觉。另外，红薯还含一种氧化酶，在胃肠道里会产生大量二氧化碳气体，容易引起打嗝、胃胀。

☺ 这样搭配最健康

红薯 + 牛奶＝ 强健心脏	红薯 + 胡萝卜 = 预防癌症、心脏病
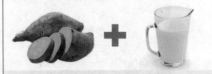	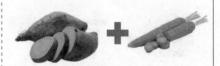
红薯含有膳食纤维，与含有牛磺酸的牛奶一起食用，有强化心脏和肝脏的功能、预防动脉硬化。	二者皆富含有类胡萝卜素、膳食纤维素，一起食用有助于预防癌症与心脏病。

香甜红薯泥

主料 红薯300克。

配料 白糖适量。

做法

1. 红薯洗净去皮，切碎捣烂，放入锅中，加少许水煮15分钟。

2. 煮至烂熟，加白糖适量，搅拌均匀即可。

功效解读 有益肠胃、防便秘。

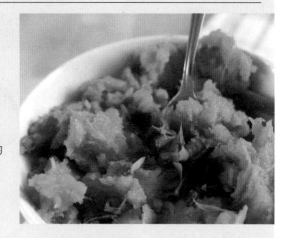

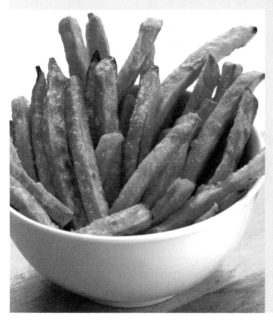

香脆薯条

主料 红薯300克。

配料 水果酱适量。

做法

1. 红薯去皮洗净切条，放水中煮3分钟。苹果洗净切小块。

2. 捞出沥水，锅中放油烧至六成热，炸至金黄色捞出沥油。吃时可以根据口味配水果酱料。

功效解读 通便、排毒。

功效解读 在吃红薯时，应配食面、米、咸菜、生萝卜、咸汤等，这样可以防止烧心，另外从均衡营养的角度来说，只有搭配蔬菜、水果及蛋白质食物一起吃，才不会营养失衡。

☹ 这样搭配易生病

红薯 + 蜂蜜 = 容易腹泻

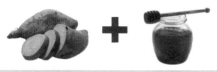

红薯富含纤维素，蜂蜜可通便，一起食用容易引发腹泻。

人群宜忌

宜	◉ 容易便秘、消化不良的人 ◉ 营养缺乏、高血脂患者
忌	◉ 胃溃疡及胃酸过多的人 ◉ 容易腹胀的人

栗子 护脾胃干果之王

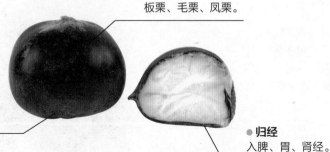

- **别名**
  板栗、毛栗、凤栗。

- **性味**
  性温，味甘。

- **归经**
  入脾、胃、肾经。

每日推荐用量： 45克

营养成分 糖类、维生素A、B族维生素、维生素C、磷、钾、镁等。

保健功效 消除疲劳、防癌抗衰老、防治心血管疾病。

选购诀窍 新鲜的栗子外型圆胖，表壳具有光泽。

🔍 对脾胃的益处

栗子营养丰富，被称为"干果之王"，能和脾健胃，缓解脾虚的各种症状，适用于食欲不振的人群食用，以调理脾胃。栗子除了能健运脾胃外，还能补肾强筋骨，尤其适合老年人机能退化所致的胃纳不佳者。

🔍 满分食用法

➡ 由于栗子不容易消化，不能一次性食用过量，吃多了会引起腹胀。适当的食用量是每天5~10个。由于栗子的淀粉含量较多，若吃饭后再吃很多，会摄入过多的热量，想要减肥的人不要吃太多。

➡ 每日吃风干的生板栗，可达到有效预防和治疗肾虚、腰酸腿疼的目的。每日早晚，各吃生板栗三四枚，把栗子放在口中细细嚼碎，一点点咽下去，能使保健效果最大化。

➡ 脾胃虚寒者，不宜生吃栗子，应该煨食、炒食，也可用栗子和大枣、茯苓、大米煮粥喝。

健康小贴士

医学专家认为，栗子所含的不饱和脂肪酸和多种维生素，对高血压、冠心病和动脉硬化等疾病，有较好的预防和治疗作用。老年人如常食栗子，可达到防治心脑血管疾病、延年益寿的目的。

☺ 这样搭配最健康

栗子 + 柚子 = 预防感冒

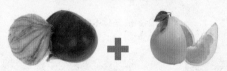

栗子与维生素C含量高的柚子一起食用，有助于预防感冒，防治牙龈出血，帮助伤口愈合。

栗子 + 玉米 = 滋补暖胃

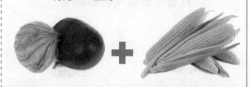

栗子与富含膳食纤维的玉米一起食用，能促进肠胃蠕动，帮助消化。

板栗香菇焖鸡翅

主料 香菇6朵、鸡翅200克、栗子200克。

配料 料酒、盐、水淀粉适量。

做法

1. 栗子去皮，香菇洗净。鸡翅处理好，用料酒、盐、水淀粉稍微腌制片刻。

2. 烧油锅，加入备好的栗子翻炒，然后加鸡翅和香菇，一起烧至熟透。加入适量水、盐，焖10分钟起锅。

功效解读 和脾健胃、提升食欲。

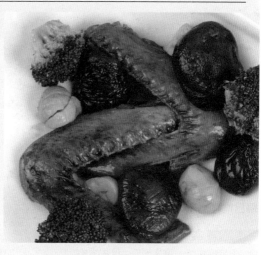

板栗排骨汤

主料 排骨250克、栗子200克。

配料 盐适量。

做法

1. 排骨洗净斩块，放入热水中烫一下，处理好；栗子去壳，去皮。

2. 锅置火上，加水适量，排骨、栗子一起放入锅中，大火煮开后转小火，炖熟后加盐调味即可。

功效解读 强健身体、补充元气。

温馨提示 此汤是气血双补的佳品。不仅适用于脾胃虚弱者，对中老年人腰膝酸软、腿脚无力者也有很好的疗效，但糖尿病人、消化不良者以及患有风湿病的人不宜多食。

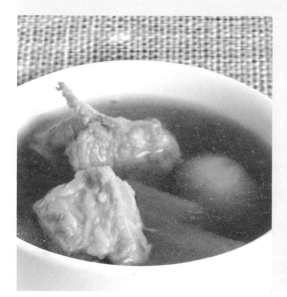

😕 这样搭配易生病

栗子 + 黄豆 = 腹泻、腹胀

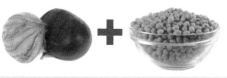

栗子和黄豆都含有大量的钾，一起吃容易引发腹胀、腹泻、胃肠痉挛和心律不齐。

人群宜忌

宜
- 发热、咳嗽、大便溏泻患者
- 骨质疏松、高血压、冠心病、动脉硬化患者
- 肾虚患者

忌
- 小孩、便秘患者
- 糖尿病患者

花生 悦脾和胃长生果

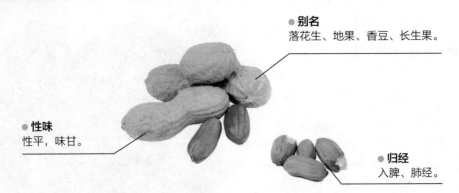

● **别名**
落花生、地果、香豆、长生果。

● **性味**
性平，味甘。

● **归经**
入脾、肺经。

每日推荐用量：40克

[营养成分] 富含蛋白质、脂肪、糖类、镁、磷、钾、B族维生素、维生素E、维生素K等。

[保健功效] 增强记忆力、防治心血管疾病、抗衰老。

[选购诀窍] 花生应选购颗粒饱满、果粒大而圆、无发霉、无虫蛀的。

🔍 对脾胃的益处

花生味甘甜而辛辣，气味香，性平无毒。花生的香气可以使脾脏舒畅，是果中的补脾佳品，具有和胃、补气、生乳、滑肠等功效，是治疗营养不良、产后缺乳、贫血、便秘等脾胃病症的干果之一，有以上问题的朋友可多吃些花生以改善相关症状。

🔍 满分食用法

➡ 花生不易消化，吃的时候要细嚼慢咽，唾液中的酶能破坏黄曲霉素，减少诱发癌症的概率。

➡ 花生以炖煮食用最好，不但入口熟烂而且口感香润，易于消化。炖煮也能避免花生的营养成分在烹调的过程中遭到破坏。

➡ 油炸花生不宜多吃，油炸会破坏花生的营养，且炸过的花生性质转为燥热，不可多吃。

健康小贴士

花生的红衣一直都是一种药材，它具有止血的作用，能够增加血小板的量。研究证明，这层红皮的活性作用还有很多，比如抗氧化作用，抑制糖尿病患者体内的糖化作用，还有较弱的抗艾滋病病毒效用。因此花生一定不要去掉红皮。

☺ 这样搭配最健康

花生 + 虾仁 = 强健骨骼

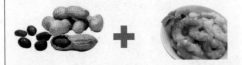

花生与虾仁一起食用，能形成磷酸钙，是牙齿和骨骼强健的重要营养素。

花生 + 芹菜 = 降压降脂

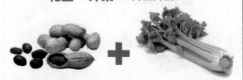

芹菜具有清肝明目、降血压的功效，花生可降血压、胆固醇，二者搭配适合高血压、高血脂等患者食用。

老醋花生

主料 花生米200克。

配料 陈醋、酱油、盐、白糖适量。

做法

1. 锅中放入适量油，七成热时，下花生米，花生米下锅中略炸，炸熟后放入盘中。
2. 用醋、酱油、盐、白糖调汁，调好的汁淋在花生上即可。

功效解读 开胃消食、促进食欲。

功效解读 老醋花生可以说是一段"天仙配"，不仅能悦脾和胃，还可降低血压，软化血管，减少胆固醇的堆积，即便是高血压患者也可放心食用。

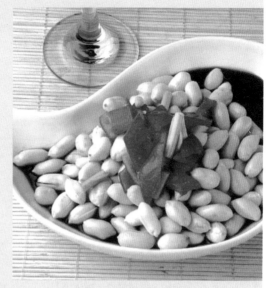

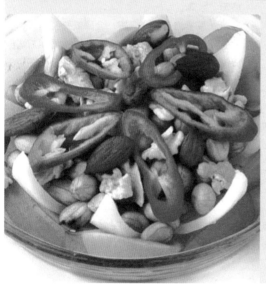

花生米拌杏仁

主料 青椒、红椒、黄椒各30克、花生200克、杏仁100克。

配料 盐、白糖、醋适量。

做法

1. 青椒、红椒、黄椒切片。将花生和杏仁用小火慢慢炒熟。
2. 青椒、红椒、黄辣椒与花生和杏仁拌匀，加入适量盐和糖，再加入醋即可。

功效解读 养胃醒脾，滑肠润燥。

温馨提示 花生米拌杏仁，营养可与参汤媲美，因为它和不但能够健脾和胃、润肠通便，同时还有祛痰止咳，平喘的效用。

☹ 这样搭配易生病

花生 ＋ 螃蟹 ＝ 肠胃不适、腹泻

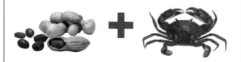

花生性味甘平，富含油脂，螃蟹性寒、利水，两者同食会导致肠胃不适、腹泻。

人群宜忌

宜
- 营养不良、食欲不振、咳嗽者
- 高血压、冠心病患者
- 产后缺乳者

忌
- 内热上火、口腔发炎者
- 血栓病、胆病患者

蒜 暖脾胃天然药品

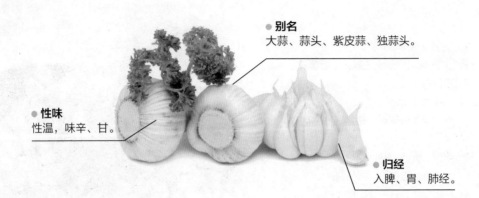

● **别名**
大蒜、蒜头、紫皮蒜、独蒜头。

● **性味**
性温，味辛、甘。

● **归经**
入脾、胃、肺经。

每日推荐用量： 20克

营养成分 富含蛋白质、钙、磷、铁、维生素A、B族维生素、维生素C、维生素D等。

保健功效 防癌杀菌、延缓衰老、增强体力。

选购诀窍 蒜要选购蒜头大、蒜包衣紧、蒜瓣大又均匀、味道浓厚、汁液黏稠者。

🔍 对脾胃的益处

蒜具有温中消食、行滞气、暖脾胃、消积等功效，能促进消化、缓解腹痛腹胀腹泻。蒜中的蒜素能杀菌，蒜加上维生素B_1，能促进肠道蠕动，帮助排便，并增加维生素B_1的吸收利用率，同时还能消除疲劳。

🔍 满分食用法

➡ 不要空腹吃蒜，以免刺激肠胃，引发肠胃痉挛、绞痛。

➡ 蒜素遇热容易分解，会降低杀菌功效，因此生吃比较好，最好捣碎成泥，而不是用刀切成碎末。并且先放10分钟，让蒜氨酸和蒜酶在空气中结合产生大蒜素后再食用。

➡ 蒜有助于糖类与维生素B_1的消化吸收，因此，应多和相关食材如土豆、猪肉、全麦制品等搭配食用。

健康小贴士

有胃溃疡及十二指肠溃疡或慢性胃炎患者应忌食大蒜，因为大蒜素会刺激胃肠道，使胃肠粘膜充血、水肿加重，促进渗出，从而有促使病情恶化的可能。

☺ 这样搭配最健康

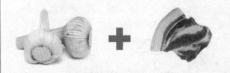

蒜 + 猪肉 = 增强体力、帮助脑部发育

猪肉里富含维生素B_1，蒜内的蒜素能提高维生素B_1的吸收率，两者搭配，有助提高脑发育，并增强体力。

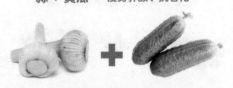

蒜 + 黄瓜 = 瘦身养颜、抗老化

黄瓜含有膳食纤维和维生素C，加蒜凉拌后食用，口感清爽，能瘦身、养颜、抗衰老。

煨大蒜

主料 大蒜2头。

配料 醋、酱油、香油适量。

做法

1. 大蒜去皮剥瓣，洗净。
2. 锅放在火上，将蒜瓣煨熟后加一点醋、酱油、香油调味即可食用。

功效解读 消积食、消滞气。

功效解读 大蒜煨熟后，暖脾胃的功效更强，更适合调理表现为泻下未消化食物和肚子冷痛等症状的腹泻患者食用。

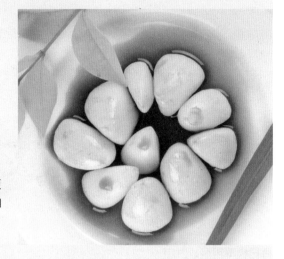

蒜子焖鸡

主料 鸡1只、蒜5头。

配料 八角、干辣椒、葱、姜适量。糖、酱油、料酒、盐适量。

做法

1. 鸡洗净切块。蒜去皮掰瓣。葱、姜切片。大蒜入锅中炸至金黄取出，鸡块入锅煸炒后捞出。
2. 先炒制白糖，再加入八角、干辣椒，葱、姜略炒，倒入鸡块和料酒、酱油，加水焖煮，收汁后即可。

功效解读 营养丰富、温中健脾胃。

功效解读 烧焖时务必使用小火，鸡肉方可酥烂，色泽更为红亮。

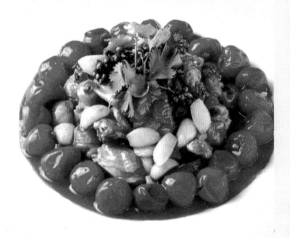

☹ 这样搭配易生病

蒜 + 羊肉 = 体内燥热

蒜和羊肉都属于温热的食材，搭配食用会使身体燥热。若夏季一起食用，易引起火大。

人群宜忌

宜
- 感冒、痢疾、肠炎患者
- 高血压、动脉硬化、高血脂、心血管疾病患者

忌
- 肺、胃有热者
- 血虚目昏以及狐臭患者

149

姜 帮助消化促食欲

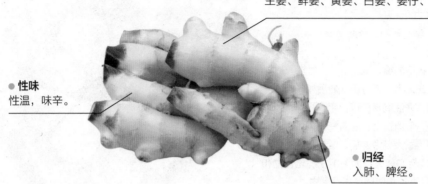

● **别名**
生姜、鲜姜、黄姜、白姜、姜仔、姜母。

● **性味**
性温，味辛。

● **归经**
入肺、脾经。

每日推荐用量：20克

营养成分 糖类、维生素C、铁、磷、钙等。

保健功效 提振食欲、止吐、杀菌解毒、预防感冒、抗衰老。

选购诀窍 选择大而厚、外皮光泽、带泥土、无腐烂的。

🔍 对脾胃的益处

姜有神奇的止呕暖胃功效，姜里的各类成分可加速血液循环，刺激胃液分泌，进而达到促进食欲、帮助消化的作用。同时，姜还能预防感冒，缓解咳嗽、咽喉痛等。

🔍 满分食用法

➡ 生姜功效重在发汗，止吐和解毒，干姜重在去寒，嫩姜则适合生食。

➡ 用生姜炒肉丝怕味道太辛辣，可以先用开水焯一下切好的姜丝。

➡ 姜不宜食用过量，以免身体吸收大量的姜辣素，产生口干、咽喉痛、便秘等症状。

健康小贴士

生姜虽好但不能一次吃得过多或长时间过量食用，否则会给身体带来不利影响。姜辛辣、性热，大量食用生姜，刺激胃肠器官，使消化和吸收功能减弱。

☺ 这样搭配最健康

姜 + 醋 = 缓解恶心

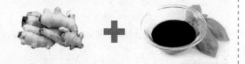

姜能止吐，醋能帮助消化吸收，两者一起食用，能缓解恶心症状并帮助消化。

姜 + 皮蛋 = 抗衰老作用

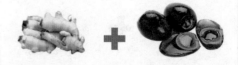

皮蛋中富含维生素E，有抗氧化的作用，姜中的抗氧化酶有更强效的抗衰老作用，一起食用功效加倍。

健脾胃私房菜

柠檬生姜茶

主料 柠檬1个、生姜1块。

配料 蜂蜜适量。

做法

1. 柠檬洗净，去皮切片，生姜去皮切薄片。

2. 加水一起冲泡饮用，可根据个人口味放蜂蜜调味。

功效解读 清口气、暖脾胃。

温馨提示 此姜茶不仅具有开胃健脾、增进食欲、疏滞止痛的效能，同时还具有生津、止泻、祛暑等功用。

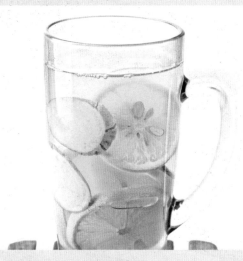

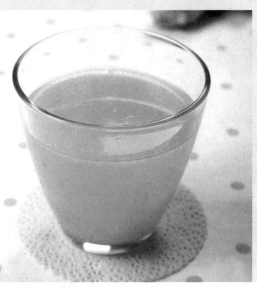

橘子姜蜜汁

主料 橘子3个、姜1个。

配料 蜂蜜适量。

做法

1. 橘子去皮掰瓣，姜去皮切片后，一起放入榨汁机。

2. 汁榨好后加入蜂蜜调匀，即可饮用。

功效解读 健脾胃、去寒气。

温馨提示 这道姜汁在早上喝最好，早晨喝姜汁，不仅可以起到升发阳气，驱寒消凉，抑制肠胃异常发酵的效用，同时还可以起到促进唾液的分泌、改善血液循环等功效。

☹ 这样搭配易生病

姜 + 兔肉 = 导致腹泻

  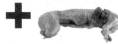

兔肉偏寒性、味酸，姜偏热性、味辛辣。一起食用容易引发腹泻。

人群宜忌

宜
- 伤风感冒、身体虚寒患者
- 寒性痛经者
- 晕车晕船者

忌
- 阴虚内热、邪热亢盛者
- 痔疮、肠结核、胃出血者
- 细菌性痢疾者

养脾胃必吃的调补食物

151

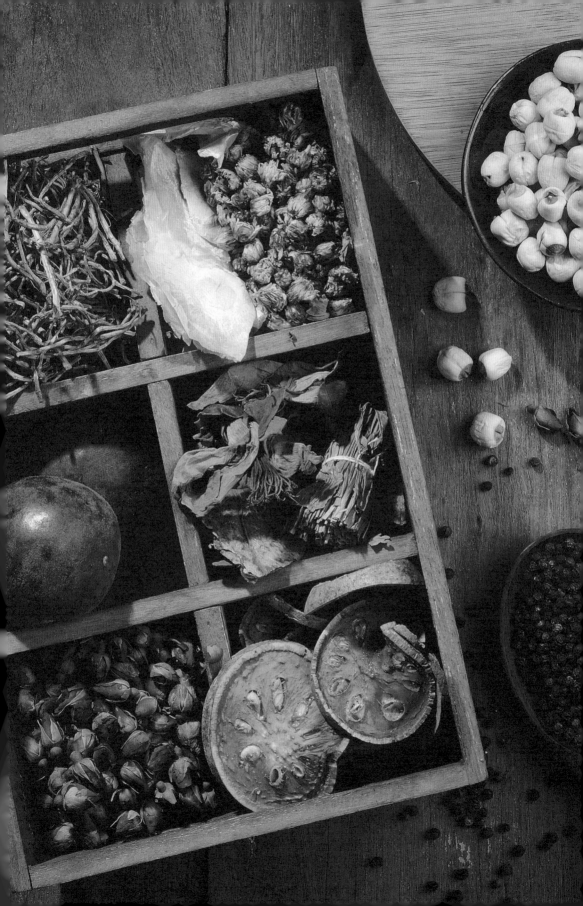

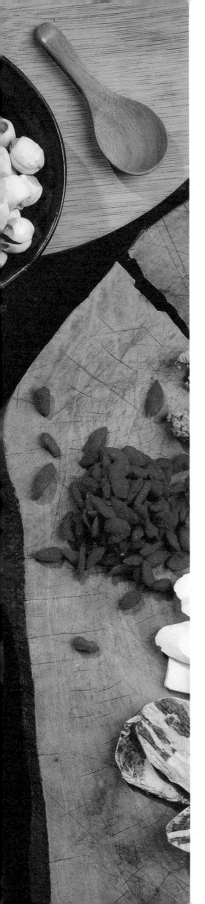

第三章

16味保健脾胃的中草药

调理脾胃不生病，本草中药显神效

如果经常感觉肚子冷，受寒后肚子痛，经常拉肚子，这是脾胃虚寒的表现。脾胃不好，很多病都会随之而来。中医在治病时，都会从脾胃下手，调好了脾胃，甚至连其他脏腑的问题都能不治而愈。中医调理脾胃，最为主要的方法便是开药方，药方就是几味中草药。

陈皮 理气调中，健胃消食

● **养生用量：**
5~10克。

● **别名**
川橘。

● **性味**
味辛、苦，性温。

● **归经**
归脾、胃、肺经。

适用人群 消化不良、食欲不振、咳嗽痰多、脾胃气滞的人群。

选购诀窍 手感坚硬；内表面棕红色、外表面棕褐色；口感甘醇者为佳。

🔍 **对脾胃的益处**

陈皮所含挥发油，对胃肠道有温和的刺激作用，可促进消化液的分泌，排除肠管内积气，有帮助消化，调理脾胃的作用。

🔍 **其他养生功效检索**

➡ **祛湿化痰**。陈皮所含挥发油有刺激性被动祛痰作用，使痰液易咳出。

➡ **消炎**。陈皮煎剂与维生素C、维生素K并用，能增强消炎作用。

➡ **预防动脉硬化**。陈皮中的果胶对高脂饮食引起的动脉硬化也有一定的预防作用。

❌ **服用禁忌**

➡ **阴虚、躁咳者慎服。**
➡ **吐血症者慎服。**
➡ **不宜多服久服。**

养生药膳药饮

山楂陈皮理胃茶

材料 陈皮8克、山楂5个。

做法

1. 陈皮和山楂用温水洗净，陈皮切丝。
2. 三种材料一起放进壶里，开水泡10分钟即可饮用。

功效解读 消食降脂，吃过油腻食物，该茶是最好的选择。

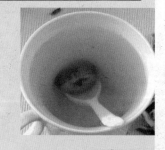

陈皮丝里脊肉

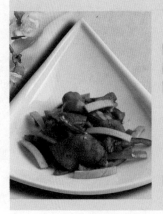

材料 猪里脊肉200克、陈皮20克、植物油各适量。

配料 葱段、姜片、白糖、花椒、料酒、酱油、盐。

做法

1. 里脊肉洗净切丁，放入盐、姜片、料酒、酱油腌制20分钟。辣椒、陈皮切丝。
2. 点火倒油，放入姜片、葱段煸炒出香味，倒入肉丁断生，再放入陈皮、花椒、酱油、白糖迅速翻炒，出锅时拾去葱、姜。

功效解读 理气润燥，对体倦懒言，肤发不泽，食少便溏，四肢困倦，有食疗食补的作用。

神曲 消食和胃，增进食欲

● **养生用量：**
6～15克。

● **别名**
百草曲、麦曲。

● **性味**
性温、味甘、辛。

● **归经**
入脾、胃经。

适用人群 容易积食、消化不良的人群。

选购诀窍 身干、陈久、无虫蛀、杂质少者为佳。

对脾胃的益处

神曲为一种酵母制剂，其中含有维生素B复合体，酶类，麦角固醇，蛋白质及脂肪等。借其发酵作用，以促进消化机能，如所含的淀粉酶，能促进胃液分泌，消化食物。

其他养生功效检索

● **发散风寒。**神曲中所含的青蒿有解热作用。可用于发散解表，防治感冒发烧。

● **消炎抑菌。**神曲中苍耳草、赤小豆、青蒿均有抑菌作用，神曲含乳酸杆菌可抑制肠道内的腐败过程。

● **回乳。**产后勿须哺乳者，用神曲可回乳断奶。

服用禁忌

● **风热感冒者慎服。**

● **过敏体质者慎服。**

● **胃火盛者慎服。**

● **忌烟酒及辛辣、生冷、油腻食物。**

养生药膳药饮

神曲粥

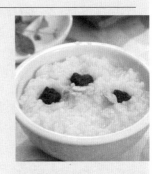

材料 神曲15克、大米100亮。

做法

1. 将神曲研为细末，放入锅中，加清水适量，浸泡5~10分钟后，水煎取汁。
2. 神曲粥加大米煮成稀粥。每日1次，连续7天。

功效解读 消食健胃，对消化力弱，大便泄泻臭秽等有调理作用。

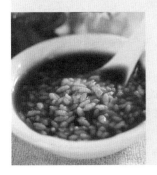

神曲山楂粥

材料 谷芽15克、神曲15克、粳米30克。

做法

1. 先用纱布将神曲包好放入锅中，加水适量。
2. 煎煮半小时后去掉药包，再加入山楂、粳米煮成粥。每天服用2次。

功效解读 促进消化，是胃脘、上腹胀闷等的常用调理药膳。

厚朴 行气消积，燥湿除满

养生用量：
4~10克。

●**别名**
川朴、赤朴、烈朴。

●**性味**
性温、味苦。

●**归经**
入脾、胃、大肠经。

适用人群 食积或气郁引起的腹胀者、咳嗽气喘痰多者。

选购诀窍 一般认为以四川、湖北省所产质量最佳，称"川朴"或"紫油厚朴"。

对脾胃的益处

厚朴含挥发油，味苦，能刺激味觉，反射性的引起唾液、胃液分泌，促进胃肠蠕动加快，有健胃助消化的作用，可大补脾胃虚损，温中降气。还可治疗肝郁气滞所致的胃脘痛。

其他养生功效检索

➡ **消痰平喘**。厚朴能燥湿消痰，下气平喘。若痰饮阻肺，肺气不降，咳喘胸闷者，可与苏子、陈皮、半夏等同用。若寒饮化热，胸闷气喘，与麻黄、石膏、杏仁等同用。

➡ **降低血压**。研究表明厚朴的提取物具有很好的降压作用。

✖ 服用禁忌

➡ **气虚津亏者慎用。**
➡ **孕妇慎用。**

养生药膳药饮

生姜猪肚粥

材料 生姜30克、猪肚40克、大米60克。

配料 盐、味精、料酒、葱花各适量。

做法

1. 生姜去皮，切末；大米淘净；猪肚洗净，切条，用盐、料酒腌渍。
2. 锅中注水，放入大米，以大火烧沸，下入腌好的猪肚、姜末，中火熬煮至米粒开花。
3. 改小火熬至粥浓稠，加盐、味精调味，撒上葱花即可。

功效解读 补虚开胃，可用于消化不良的辅助食疗。

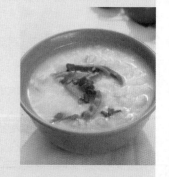

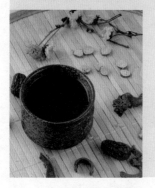

苍术厚朴平胃茶

材料 厚朴5克、苍术3克、陈皮3克、生姜3克、甘草3克、干枣4枚。

做法

1. 将所有药材共研细末，加水适量，同煎7分钟，空腹热服。
2. 用水适量，煎苍术、厚朴、陈皮、甘草、生姜同煎，水沸后加入干枣饮服。

功效解读 运脾和胃，适用于脘腹胀闷，泄泻等症。

甘草 健脾益气，调和诸药

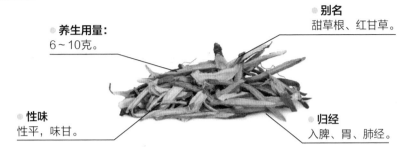

● **养生用量：**
6～10克。

● **别名**
甜草根、红甘草。

● **性味**
性平，味甘。

● **归经**
入脾、胃、肺经。

适用人群 胃溃疡者、十二指肠溃疡者、神经衰弱者、支气管哮喘者、血栓静脉炎患者。

选购诀窍 以皮细紧，色棕红、质坚实、断面色黄白，粉性足者为佳。

🔍 对脾胃的益处

甘草制剂能促进胃部粘液形成和分泌，延长上皮细胞寿命，有抗炎活性，常用于慢性溃疡和十二指肠溃疡的治疗。甘草中的黄酮还有消炎、解痉和抗酸的作用。

🔍 其他养生功效检索

➡ **调节免疫力。** 甘草具有增强机体免疫力的成分，特别是甘草葡聚糖有很好的增强身体免疫的功能。

➡ **止咳祛痰。** 药理研究发现，甘草剂有抗炎和抗变态反应的功能，可作为缓和剂，缓解咳嗽，治疗咳嗽和咽喉肿痛。

❌ 服用禁忌

➡ **久服较大剂量的生甘草，可引起浮肿等。**
➡ **体内湿气盛而胸腹胀满、呕吐者慎用。**

养生药膳药饮

茵陈甘草蛤蜊汤

材料 茵陈5克、甘草5克、红枣6枚、蛤蜊300克。

做法

1. 蛤蜊冲净，茵陈、甘草、红枣加水熬成高汤，去渣留汁。
2. 将蛤蜊加入汤汁中煮至开口，适量加盐调味即成。

功效解读 清热利湿，适用于脾胃虚弱、倦怠乏力等症。

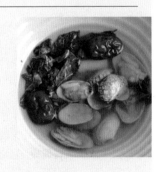

甘草冰糖炖香蕉

材料 香蕉1根、甘草5克、冰糖适量。

做法

1. 香蕉去皮切片放入盘中；冰糖碾碎。
2. 将碎冰糖、甘草均匀的洒在香蕉上，隔水蒸20分钟左右即可食用。

功效解读 止咳养胃，适用于虚弱病人的便秘、咳嗽等症。

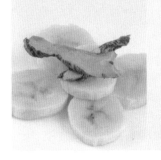

山楂 开胃消滞，活血行气

● 养生用量: 5～10克。

● 别名 山里红、山里果。

● 性味 性温，味酸、甘。

● 归经 入脾、胃、肝经。

适用人群 积食、消化不良、肥胖、三高患者。

选购诀窍 山楂要选择形状规则、果皮深红、暗红或鲜红，有光泽的。

🔎 对脾胃的益处

山楂可消食开胃，尤其对消化肉食积滞作用更好，很多助消化的药中都采用了山楂。尤其是容易积食的儿童，可以适当吃一些山楂糕、山楂粥等。

🔎 其他养生功效检索

➡ **防治心血管疾病**。山楂能防治心血管疾病，具有扩张血管、改善心脏活力、兴奋中枢神经系统、降血压和胆固醇、软化血管及利尿和镇定作用。

➡ **活血化瘀**。山楂还具有活血的功效，能帮助局部淤血缓解，对跌打损伤有辅助疗效。

➡ **防治癌症**。山楂中还含有牡荆素的化合物，能阻断亚硝胺的合成，有抑制黄曲霉素的致癌作用。

❌ 服用禁忌

➡ 胃肠功能较弱者应少吃生山楂。

➡ 孕妇不宜食用，以防流产。

➡ 空腹或消化性溃疡者慎食，以免刺激胃黏膜。

➡ 中气不足者慎食。

养生药膳药饮

山楂迷迭香茶

材料 迷迭香一小勺、山楂10克、冰糖15克。

做法

1. 将山楂、迷迭香加入水中，煮开一会儿。
2. 加入冰糖，搅拌至完全融化即可饮用。

功效解读 健胃提神，可用于消除身体疲劳、消除胃胀等。

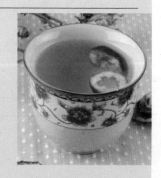

山楂双耳汤

材料 银耳10克、黑木耳10克，山楂20克，冰糖30克。

做法

1. 银耳与黑木耳洗净，与山楂一起放入沙锅中。
2. 加水中火煮20分钟，加入冰糖，小火煮化冰糖即可。

功效解读 润燥滋阴，可作为冠心病心绞痛的辅助饮食。

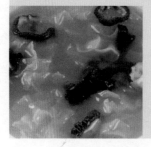
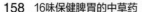

砂仁 行气调中、和胃健脾

● **养生用量:**
3~10克。

● **别名**
阳春砂、春砂仁、蜜砂仁。

● **性味**
性平,味甘、辛。

● **归经**
入脾、胃、肾经。

适用人群 消化不良、寒湿泻痢、虚寒胃痛、妊娠呕吐者。

选购诀窍 砂仁以个大、坚实、仁饱满、气香浓者为佳。

🔍 对脾胃的益处

砂仁气味芬芳,化湿醒脾、行气温中的效果很好,为醒脾调胃要药,对湿阻或气滞导致的脘腹胀痛等脾胃不和等症都可调治,尤其是寒湿气滞症,用砂仁效果最好。

🔍 其他养生功效检索

➡ **止呕吐、安胎。** 砂仁能行气和中,从而止呕安胎。若妊娠呕吐不能进食,可服用。

❌ 服用禁忌

➡ **阴虚有热者忌服。**
➡ **气虚肺满者忌服。**

养生药膳药饮

砂仁北芪猪肚汤

材料 砂仁6克、北芪10克、猪肚1个。
配料 姜片、盐各适量。
做法
1. 猪肚去脏杂,以生粉洗净后加清水冲净。
2. 将洗净的北芪、砂仁放入猪肚内,以线缝合。
3. 将猪肚和姜片放入炖盅内,加入冷开水,盖上盖子,隔水炖3小时,加盐调味即可吃肚饮汤。

功效解读 理气开胃,可用于调理胃及十二指肠溃疡等症。

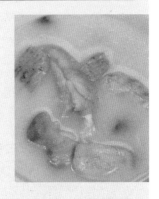

花生砂仁炖猪骨

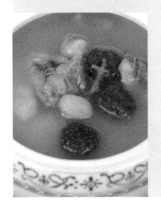

材料 砂仁8克、猪骨250克、花生30克。
配料 盐适量。
做法
1. 花生、砂仁均洗净,入水稍泡;猪骨洗净,斩块。
2. 锅注水烧沸,下猪骨烫一下,再将猪骨、花生、砂仁放入瓦煲内,加入清水,以大火烧沸,改小火煲2小时,加盐调味即可。

功效解读 温补脾胃,补血生精,是贫血患者的养生佳品,但腹泻患者应该忌用,孕妇当慎用。

麦芽　行气消食，健脾开胃

养生用量：
10～15克。

别名
大麦蘖，大麦芽。

性味
性平，味甘。

归经
入脾、胃经。

适用人群 食积腹痛、消化不良者。

选购诀窍 以麦芽完整、有胚芽，色淡黄，呈棱形、有数条纤细弯曲须根、干燥者为佳。

对脾胃的益处

麦芽含有消化酶及B族维生素，对胃蛋白酶的分泌有促进作用，能够帮助消化。若治脾虚食少，食后饱胀，可与白术，陈皮等同用。

其他养生功效检索

➡ **消降血糖。** 麦芽含有丰富的麦芽糖，是少有的既降糖又补充人体所需糖分的食物。

➡ **催乳、回乳。** 麦芽对乳汁分泌有双向调节的作用，少量服用可以催乳，大量服用则有回乳的功效。哺乳期女性可根据自身需要把握好服用的量。

✖ 服用禁忌

➡ **服用麦芽期间不要饮茶，饮茶会降低麦芽疗效。**

➡ **不要与水杨酸钠、阿司匹林、四环素族抗生素等同服，麦芽淀粉酶会降低这些药物的疗效。**

养生药膳药饮

麦芽山楂饮

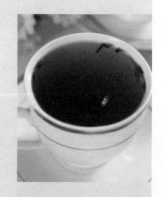

材料 山楂10克、炒麦芽15克、乌梅2粒。

材料 姜糖适量。

做法

1. 将山楂、乌梅、麦芽洗净，备用。
2. 加水适量，放入山楂、乌梅、麦芽，煮沸后小火续煮20分钟，滤 渣加入姜糖调味即可。

功效解读 消食健胃，可用于饮食不当而外邪犯胃之恶心呕吐症的调理。

麦芽茶

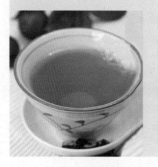

材料 炒麦芽6克、山楂5克。

做法

1. 将麦芽、山楂洗净，放入杯中，冲入沸水后加盖泡10分钟。
2. 去渣，等茶水稍温后即可饮用。可反复冲泡至茶味渐淡。

功效解读 行气健脾，可用于肠胃虚弱，食积不化，湿疹，小儿诸疾初起等症的调理。

谷芽 补脾宽中，消食和中

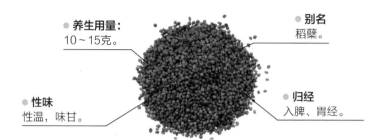

● **养生用量：**
10~15克。

● **别名**
稻蘖。

● **性味**
性温，味甘。

● **归经**
入脾、胃经。

适用人群 食积停滞、胀满泄泻、脾虚少食、脚气浮肿者。

选购诀窍 以南方早稻谷加工的谷芽品质最佳。以颗粒饱满、均匀、色黄、无杂质者为佳。

🔍 对脾胃的益处

谷芽中的淀粉酶等成分有助于淀粉和蛋白质的消化，能够起到消食开胃，消除胃部胀气的作用，所以中医很早就将其作为消食开胃的良方。

🔍 其他养生功效检索

➡ **增加食欲。** 谷芽富含B族维生素，能促进消化吸收、增强身体代谢，增加食欲。

❌ 服用禁忌

➡ **谷芽不适合多食。**

➡ **胃下垂者忌食。**

养生药膳药饮

谷芽红枣鸡肉粥

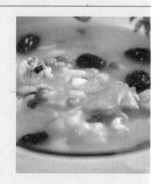

材料 鸡肉100克、大米70克、谷芽15克、红枣、芹菜各适量。

配料 盐适量。

做法

1. 鸡肉洗净切块，大米淘洗干净；谷芽煎煮汁液后，加入适量水，再放入大米、鸡肉大火煮沸，小火熬45分钟。

2. 加入红枣、芹菜再煮20分钟，加入盐调味即可。

功效解读 和胃养胃，适用于小儿疳积、消化不良等。

谷芽消积汁

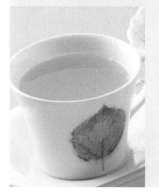

材料 谷芽10克、天门冬8克、葡萄柚半个、柠檬1个。

配料 蜂蜜1大匙。

做法

1. 谷芽、天门冬洗净放入锅中，加入清水，以小火煮沸，约1分钟后关火，滤取药汁放凉备用。

2. 葡萄柚和柠檬均洗净切半，利用榨汁机榨出果汁，倒入杯中；加入蜂蜜、药汁搅拌均匀，即可饮用。

功效解读 消化积食，适用于婴幼儿疳积，消化不良等。

乌梅　促进食欲，止渴止血

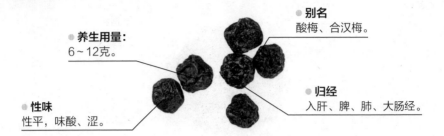

养生用量：
6～12克。

别名
酸梅、合汉梅。

性味
性平，味酸、涩。

归经
入肝、脾、肺、大肠经。

适用人群　消化不良、肺虚久咳、虚热烦渴、呕吐、糖尿病口渴者。

选购诀窍　以肉质柔软、色泽乌黑、核坚硬者为佳。

🔎 对脾胃的益处

乌梅中的酸性物质能够刺激唾液腺、胃腺分泌消化液，从而促进食欲，调理食欲不振。

🔎 其他养生功效检索

➡ **防治便秘**。乌梅中含儿茶酸，能够润滑肠道，促进肠蠕动，能有效防治便秘。

➡ **护肝保肝**。乌梅中富含多种有机酸，均能改善肝脏机能，有效保肝护肝。

➡ **杀菌抑菌**。乌梅能有效抑制多种致病菌，如痢疾杆菌、大肠杆菌、伤寒杆菌、百日咳杆菌等。

➡ **抗衰老**。乌梅中的梅酸可软化血管，延缓血管老化、硬化。

❌ 服用禁忌

➡ **乌梅忌与猪肉同食。**
➡ **感冒发热、咳嗽多谈、胸闷者忌食。**
➡ **菌痢、肠炎者忌食。**
➡ **女性经期忌食。**

养生药膳药饮

乌梅山楂茶

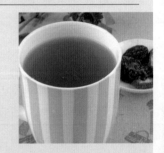

材料　山楂干、乌梅各10克、蜂蜜或冰糖适量。

做法
1. 将山楂干、乌梅一起放入壶中，加入适量沸水。
2. 冲泡15～20分钟，加入蜂蜜或冰糖调味后饮用。

功效解读　健胃消食，对腹泻及习惯性腹泻有效。

橄竹乌梅茶

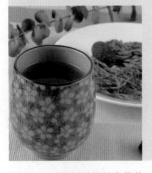

材料　咸橄榄5个、乌梅2个、竹叶5克、绿茶5克、白糖10克。

做法
1. 所有材料一起捣碎，沸水冲泡，加适量白糖。
2. 盖焖15分钟左右，代茶饮服。每日2次。

功效解读　清肺解毒，健脾和胃，劳累过度及咳嗽不止所致的声音嘶哑可食用该药膳。

白术 养脾益气，燥湿利水

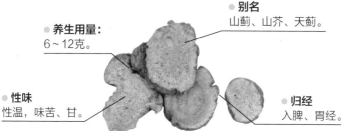

● **养生用量：**
6～12克。

● **别名**
山蓟、山芥、天蓟。

● **性味**
性温，味苦、甘。

● **归经**
入脾、胃经。

脾虚腹胀引起的腹胀、食欲不振、大便溏稀、气虚自汗者。

以个大、质地坚实、断面黄白色、香气浓者为佳。

🔍 对脾胃的益处

白术有健脾益气、燥湿利水、止汗等功效。现代药理学研究表明，白术可以促进肠胃消化功能。

🔍 其他养生功效检索

➡ **温强免疫力。**白术可以显著增强白细胞吞噬金黄色葡萄球菌的能力，从而很好的提高机体的抗病能力。

➡ **延缓衰老。**白术还具有抗氧化的作用。可以有效抑制脂质过氧化的作用，降低组织脂质过氧化物的含量，避免有害物质对组织细胞结构和功能的破坏，起到延缓人体老化的作用。

➡ **利尿。**白术能促进电解质尤其是钠的排出，具有非常明显的利尿作用，小便不利者适合服用。

❌ 服用禁忌

➡ **阴虚燥渴、气滞者忌服。**
➡ **不宜过多服用。**

养生药膳药饮

白术叶茶

材料 白术叶适量。

做法
白术洗净后，放置保温杯中，加入沸水适量。焖10分钟后，可代茶频饮。

功效解读 益气补中，可用于气虚卫外不固所致的自汗等症。

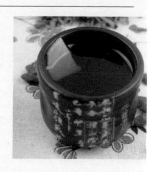

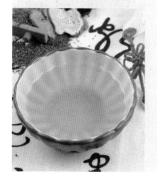

白术菟茶

材料 白术5克、菟丝子3克、乌龙茶3克。

做法
以上药材分别洗净后，用适量开水冲泡10分钟后饮用，冲饮至味淡即可。

功效解读 健脾补肾，可治疗由脾肾两虚所引起的梦遗滑精，早泄等症。

第三章 16味保健脾胃的中草药

人参 固本修元，补养五脏

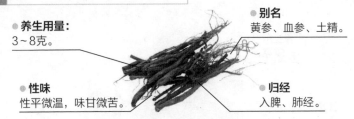

- **养生用量：**
3~8克。

- **别名**
黄参、血参、土精。

- **性味**
性平微温，味甘微苦。

- **归经**
入脾、肺经。

适用人群 劳伤虚损、食少、倦怠、反胃吐食、大便滑泄、虚咳喘促者。

选购诀窍 以身长、支粗大、浆足、纹细、根茎长且比较光滑无茎痕，无虫蛀、折损且参根较大、参形完整、有光泽者为佳。

🔍 对脾胃的益处

人参对慢性胃炎伴有胃酸缺乏或胃酸过低者有很大帮助，服人参后可增加胃纳功能，但对胃液分泌及胃液酸度无明显影响。

🔍 其他养生功效检索

➲ **抵抗衰老。** 人参含有十多种人参皂苷、多种氨基酸和维生素等，能刺激功能低下的人体生理系统，使其生理反应趋于正常，从而推迟细胞衰老，延缓细胞寿命。

➲ **改善心脏功能。** 人参能增加心肌收缩力，减慢心率，增加心输出量与冠脉血流量，防治心肌缺血和心律失常。对心脏功能、心血管、血流都有益处。

➲ **护肤美颜。** 人参的渗出液能被皮肤缓慢吸收，能促进皮肤血液循环，增加皮肤营养，调节皮肤水油平衡。防治皮肤脱水、起皱纹。

❌ 服用禁忌

➲ **忌大剂量服用。**

➲ **实证、热证、无体虚者不能食用。**

➲ **人参不宜与茶叶、咖啡及萝卜一起服用。**

养生药膳药饮

人参鸡汤

材料 童子鸡1只、鲜人参1根、枣3枚、蒜5瓣、生姜1小块、糯米、芝麻各18克。

做法

1. 所有材料洗净装入童子鸡肚内，入锅，加水大火煮开。

2. 撇去浮沫，小火煮至烂熟，加盐调味即可。

功效解读 益气健身，适用于身体虚弱，目眩头晕和妇人崩漏等气血津液不足之证。

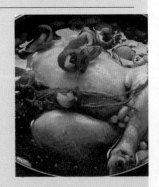

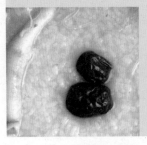

人参红枣粥

材料 人参5克、大米800克、红枣6枚。

做法

1. 将人参放入水中，中火煮开，加入大米用大火煮沸。

2. 加入红枣，改用小火煮20分钟，盖焖5分钟即可。

功效解读 补气补血，适用于脾胃虚弱型慢性萎缩性胃炎等症。

党参 健脾益气，补中益气

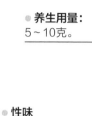

- **养生用量：**
5～10克。

- **别名**
黄参、防党参、上党参。

- **归经**
入脾、肺经。

- **性味**
性平，味甘。

适用人群 气血双亏、体质虚弱、脾胃气虚、神疲倦怠以及病后产后体虚者。

选购诀窍 以条大粗壮、横纹多、皮松肉紧者为佳。也可口尝，一般味道清甜、嚼之无渣者品质较好。

对脾胃的益处

党参含多糖类、酚类、甾醇、挥发油、B族维生素、皂甙及微量生物碱等，有调整胃肠运行功能、抗溃疡，抑制胃酸分泌，降低胃蛋白酶活性等作用。

其他养生功效检索

- **增强记忆力。** 党参乙醇提取物的正丁醇萃可使人左右两侧半球的学习记忆能力同时提高。因此，服用党参对益智、增强记忆力有很好的帮助。

- **增强造血功能。** 党参能使红细胞增多，血红蛋白增加，所以贫血病人使用党参可增强造血功能。

服用禁忌

- 气滞、怒火盛者禁用。
- 不宜与萝卜、藜芦同食。
- 服用党参时忌饮茶。

养生药膳药饮

党参黄芪排骨汤

材料 排骨500克、党参10克、黄芪5克、葱、姜、料酒适量。

做法

1. 排骨用冷水冲洗一遍，放入葱、姜、蒜煮沸去沫。
2. 党参、黄芪洗净放入锅中，和排骨一起用文火炖煮40～50分钟，放盐继续炖煮20～30分钟即可吃骨饮汤。

功效解读 补充精力，可用于头晕目眩、神疲乏力等脾虚患者。

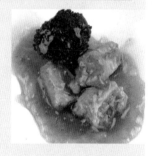

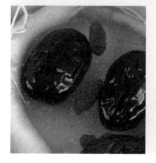

党参枸杞红枣汤

材料 党参20克、枸杞10克、红枣10枚。

做法

1. 党参切段，将红枣、枸杞浸泡5分钟后捞出。
2. 将所有材料放入沙锅中，加水煮沸，转小火再煲10分钟左右即可。

功效解读 补中健脾，此汤可治疗阳痿、早泄、滑精等不禁之症。

藿香 和胃止呕、祛暑解表

● **养生用量:**
6～10克。

● **别名**
土藿香、大叶薄荷、山茴香。

● **性味**
性微温，味辛。

● **归经**
入肺、脾、胃经。

【适用人群】食欲不振、胃失和降、胃脘痞闷、恶心、呕吐、夏季中暑者。

【选购诀窍】以茎粗、结实、断面发绿、叶厚柔软、香气浓厚者为佳。

🔎 **对脾胃的益处**

藿香中的挥发油有刺激胃粘膜、促进胃液分泌、帮助消化的作用。

🔎 **其他养生功效检索**

➲ **抗病毒。**藿香中的黄酮类物质有抗病毒的作用。

➲ **抗真菌。**实验证明，藿香提取液在试管内对许兰毛癣菌等多种致病性真菌有抑制作用。

❌ **服用禁忌**

➲ **气阴虚火旺、邪实便秘者禁服。**

➲ **阳虚患者。**

养生药膳药饮

藿香豆蔻茶

【材料】白豆蔻6克、藿香10克、半夏9克、陈皮10克、生姜2片。

【做法】

1. 将所有药材研成粗末，纱布包装，置保温瓶中。
2. 饮用前将药材放入杯内，适量沸水冲泡。
3. 盖焖15分钟后即可饮用。每日1次（30克）为佳。

【功效解读】行气消滞，适宜于湿温或暑湿之邪所致的感冒等症。

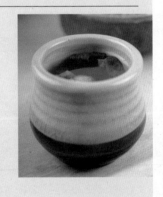

藿香菊花茶

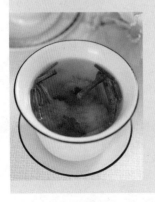

【材料】藿香、菊花各5克。

【配料】冰糖适量。

【做法】

1. 藿香、菊花分别清洗干净。
2. 将洗净的藿香、菊花放入锅中，加入适量清水煎煮，煎好后放入冰糖搅拌即可饮用。

【功效解读】化湿和中、辟秽化浊，最适合因胃火过旺所导致的口臭者饮用。

鸡内金 消食健胃，涩精止遗

● **养生用量：**
3~10克。

● **别名**
鸡黄皮、鸡食皮、鸡中金。

● **性味**
性平，味甘。

● **归经**
入脾胃、小肠、膀胱经。

适用人群 食积胀满、呕吐反胃、小儿疳积、形体消瘦、腹大腹胀者。

选购诀窍 以个大、色黄、干燥、完整无破碎者为佳。

🔍 **对脾胃的益处**

鸡内金有较强的消食作用，并能健运脾胃，对治疗米面、薯芋、肉食等各种积食证有很好的效果。

🔍 **其他养生功效检索**

➡ **消食化积。**

➡ **排毒。** 鸡内金煎剂能加速从尿中排除放射性锶。

➡ **促进消化。** 鸡内金对消除各种消化不良的症状都有帮助，可减轻腹胀、肠内异常发酵、口臭、大便不成形等症状。

❌ **服用禁忌**

➡ 鸡内金以生用为佳。
➡ 忌空腹状态下服用。

养生药膳药饮

鸡内金山药炒甜椒

材料 山药150克、鸡内金、天花粉各10克、玉米粒、毛豆仁、红甜椒、新鲜香菇各适量、盐、植物油各适量。

做法

1. 鸡内金、天花粉煎后取汁备用。山药去皮切薄片；香菇、红甜椒洗净切片；炒锅倒入油加热，放入所有材料翻炒。
2. 倒入药汁，盖上锅盖以大火焖煮约2分钟，加入盐调味即可。

功效解读 补气健脾、开胃消食，脘腹饱胀、肠鸣腹泻时可用。

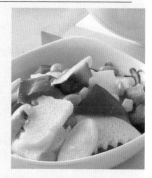

鸡内金核桃燕麦粥

材料 核桃10个、海金沙15克、鸡内金粉10克、粳米80克。

配料 白糖适量。

做法

1. 桃仁去壳留仁，捣碎，海金沙用布包扎好。
2. 置锅火上，加水大火煮开，加入海金沙小火煮20分钟后，拣去海金沙，加入粳米煮至米粒开花，再加入鸡内金粉、核桃煮成稠粥，加入适量白糖即可。

功效解读 和胃消食，可治食积胀满，呕吐反胃以及尿路结石等病症。

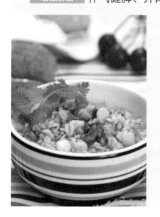

高良姜　温胃散寒，消食止痛

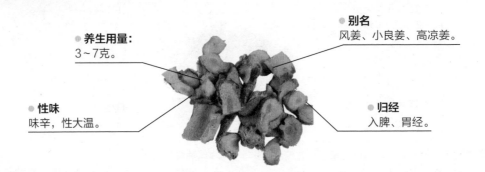

● 养生用量:
3~7克。

● 别名
风姜、小良姜、高凉姜。

● 性味
味辛，性大温。

● 归经
入脾、胃经。

适用人群 脘腹冷痛、胃寒呕吐、嗳气吞酸、中焦寒凝者。

选购诀窍 以色红棕、香气浓、味正者为佳。

对脾胃的益处

《日华子本草》中记载，高良姜可治转筋泻痢，反胃呕食，消宿食。

其他养生功效检索

➡ **止痛**。高良姜为芳香温痛类中药，对心绞痛具有快速止痛作用，另外，对轻度使肾上腺素引起的动脉血流停止或减慢有推迟的作用。

服用禁忌

➡ **胃酸过多者、气虚便溏者不宜食用。**
➡ **阴虚内热及邪热抗盛者、痔疮患者忌用。**

养生药膳药饮

话梅高良姜汤

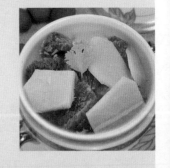

材料 高良姜6克、话梅50克、冰糖8克。

做法

1. 将话梅洗净切成两半；高良姜洗净去皮切片。
2. 锅上火倒上水，放入话梅、姜片稍煮。最后调入冰糖煮25分钟即可。

功效解读 健胃温脾，此汤具有止呕吐、治疗感冒的功效。

高良姜山楂粥

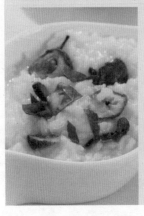

材料 高良姜20克、大米60克、山楂30克、鲜枸杞叶少许、盐、味精各适量。

做法

1. 大米泡发洗净；高良姜洗净，切片；山楂洗净，切片；枸杞叶洗净。
2. 锅置火上，注水后，放入以上材料，用大火煮至米粒开花，改用小火煮至粥成，调入盐、味精入味即成。

功效解读 顺气活血、暖胃健脾。此汤适宜腹泻、胃寒、消化不良者饮用。

肉豆蔻 温中下气、消食固肠

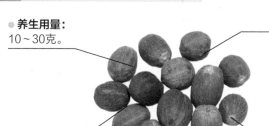

● **别名**
豆蔻、肉果。

● **养生用量：**
10～30克。

● **性味**
性温、味辛。

● **归经**
归脾、胃、大肠经。

適用人群 虚泻冷痢、脘腹冷痛、呕吐者。

选购诀窍 以个大、体重、坚实，破开后香气浓者为佳。

对脾胃的益处

肉豆蔻所含挥发油对胃肠道有刺激作用，少量能促进胃液的分泌和刺激胃肠蠕动，但不宜大剂量，否则会起抑制作用。

其他养生功效检索

● **抗肿瘤**。研究表明，肉豆蔻对动物实验的子宫癌及皮肤乳头状瘤有抑制作用。

● **抗菌**。肉豆蔻所含的甲基异丁香酚对金黄色葡萄球菌、肺炎双球菌、枯草杆菌和坚忍链球菌有较强的抑菌作用。

⊗ **服用禁忌**

● 湿热泻痢及阴虚火旺者禁服。

● 大肠素有火热、胃火牙痛者忌用。

养生药膳药饮

肉豆蔻陈皮鲫鱼羹

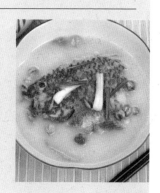

材料 肉豆蔻、陈皮各适量、鲫鱼1条、葱段15克、盐适量。

做法

1. 鲫鱼宰杀收拾干净油煎；肉豆蔻、陈皮均洗净。
2. 锅置火上，倒入适量清水，放入油煎后的鲫鱼，待水烧开后加肉豆蔻、陈皮煲至汤汁呈乳白色。
3. 加入葱段继续熬煮20分钟，调入盐即可。

功效解读 补气开胃，温中行气，肠胃有热者不宜食用。

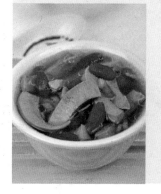

肉豆蔻补骨脂猪腰汤

材料 肉豆蔻、补骨脂各8克、猪腰100克、葱花、盐各适量。

做法

1. 猪腰洗净，切开，除去白色筋膜，切片入开水汆；肉豆蔻、补骨脂洗净。
2. 瓦煲装水，在大火上滚开后放入猪腰、肉豆蔻、补骨脂，以小火煲2小时后调入盐、葱花即可。

功效解读 补肾健脾，适用于脾胃虚弱型慢性肠炎患者食用，肾阳虚弱型五更泄泻者也可食用。

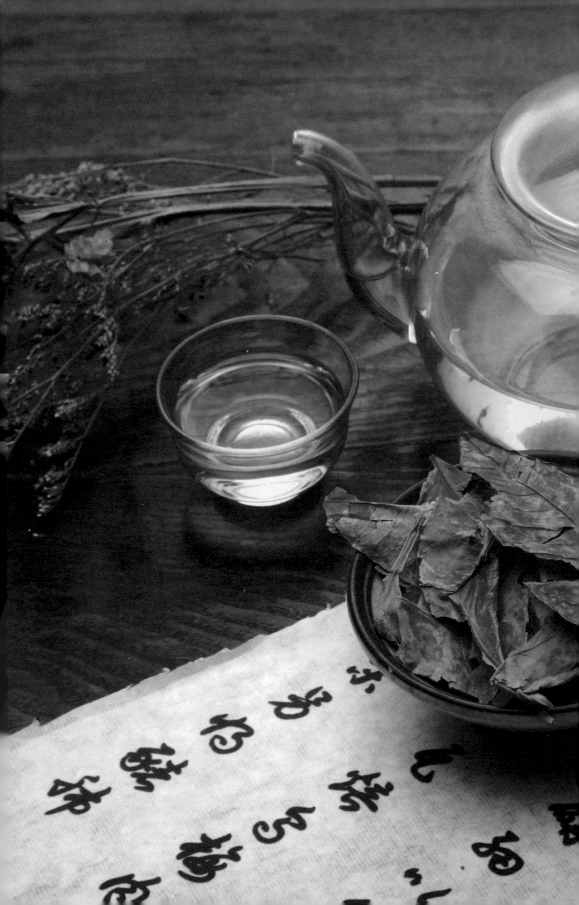

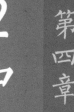

第四章

12种脾胃失调症状调理

数千年中医智慧，养脾胃益寿延年

明代医学家张介宾曾说：「善治脾胃者，能调五脏，即所以治脾胃也。能治脾胃，而使食进胃强即所以安五脏也」。意思即是，脾胃疾病和五脏疾病之间的相互影响，但无论身体有何病症，调治脾胃都是很重要的。身体出现脾胃失调，更需要及时查找病因，进行调理。

171

恶心、打嗝

说到打嗝，很多人都有这个体会：不光尴尬还很痛苦。简单的治疗方法，比如喝点温水，或者转移一下注意力等都可以起到抑制打嗝的作用。另外，穴位按摩也有不错的效果，比如脾胃不好的人，一旦出现了恶心、打嗝等情况时，按摩气舍穴效果就很好。

气舍穴，是足阳明胃经上的要穴之一，它具有理气散结的作用，对气逆打嗝，恶心想吐有较好的缓解作用。

中医调理　气舍穴

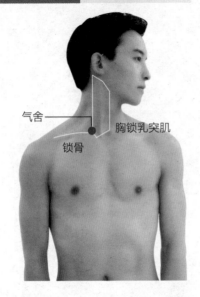

气舍　胸锁乳突肌
锁骨

部位 气舍穴位于上胸部，锁骨根部稍中之处。

取穴 取穴时，可采用正坐或仰卧的姿势。

按摩方法 身体放松，用食指和中指朝向锁骨内端指压穴位，每次按压5秒左右，重复数次。可缓解恶心、打嗝不止、呕吐不适。

穴位祛病小贴士 脾俞穴是一个健脾和胃的常用穴位，几乎包治一切消化系统的疾病。如果打嗝不止，按揉脾俞穴数分钟，即可起到止嗝的效果。

药浴方法

材料 山楂100克、甘草75克、茴香、陈皮各30克。

用法 将药物用纱布包裹，扎口，放入浴缸中，冲入热水，待水温合适后即可沐浴。也可将药液煎好，倒入浴水中。

 生活建议

➡ **情绪稳定：**情绪不好或紧张焦虑者，常有呃逆存在。所以保持心情舒畅，是缓解呃逆的关键。

➡ **排便通畅：**保持大便通畅。经常摄入能保持大便通畅的食物，如富含纤维素的蔬菜、绿豆、芝麻、木耳、香蕉等，也能够起到缓解呃逆的效果。

饮食调理指南

汤汁与食物同吃：干硬粘稠的食物会刺激食管或胃肠道，或促使食物裹夹进体内的气体上逆而致呃逆，所以在吃东西时，多喝点汤也有预防打嗝的作用。

冷热食物不可同食：饮热茶或热咖啡之后，食用冷饮及西瓜、苹果和梨；过量饮酒后，以冷水解渴等，类似情况都可导致冷热之气相攻相激而致逆气动膈。所以，冷热食物最好不要同时食用。

青鱼皮蛋汤

材料 青鱼肉片500克、皮蛋1个。

调料 香菜、盐、香油各适量。

做法

1. 将青鱼片放入锅中，加水大火烧开，转小火炖半小时。

2. 放入皮蛋片，加盐和香油，大火煮沸后关火。撒上香菜即可。

功效解读 调理肠道、补中益气。

温馨提示 皮蛋含铅勿多食，如果经常食用，有可能会引起铅中毒。这会导致失眠、不能集中注意力、贫血、关节痛、思维缓慢、脑功能受影响等。此外，铅更会取代钙质，影响钙的摄取，可能造成缺钙。

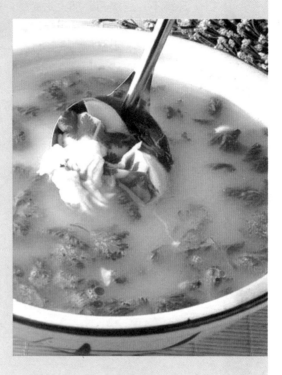

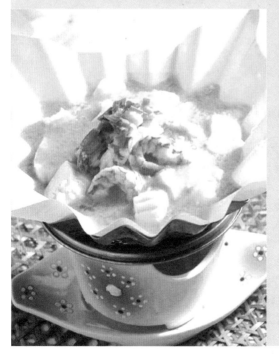

虾仁豆腐羹

材料 豆腐200克、虾仁150克、竹笋100克。

调料 淀粉、盐各适量。

做法

1. 豆腐切丁，竹笋切段，油烧热后入葱、姜出味，然后加入水和豆腐，烧开。

2. 放入虾仁，竹笋，倒入适量酱油，用淀粉勾芡，加入适量盐。

功效解读 养胃健脾、滋阴补肾。

温馨提示 此菜搭配的讲究之处还在于豆腐缺少一种必需氨基酸——蛋氨酸，但加入虾肉以后，可提高豆腐中蛋白质的利用率，而且味道更加鲜美。 在此菜中虾仁肉质松软，豆腐质地柔软，非常适合于老年和婴幼儿食用。

173

胃痛

很多人出现胃痛后，第一反应是吃止痛药，止痛药只能暂时缓解疼痛，作用非常有限，但带给胃肠的危害是很大的。因为在胃内酸性环境下，止痛药会加大对受伤黏膜的伤害，胃黏膜上皮细胞的脂蛋白层也会被同时破坏，胃黏膜屏障因此受到损伤，极容易引发胃炎或消化性溃疡。

建议不管胃痛严重与否，都不要立刻服用止痛药，而是先按摩足三里止痛后，再到医院检查。

中医调理　　足三里穴

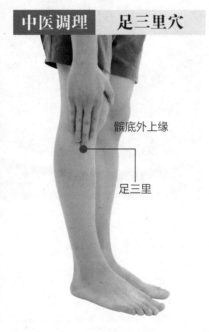

髌底外上缘

足三里

部位 位于外膝眼下3寸，距胫骨前嵴1横指，胫骨前肌上。

取穴 正坐，屈膝90°，手心对髌骨，手指朝向下，无名指指端处即是该穴。

按摩方法 以中指指腹垂直着力按压，每日早晚各揉压一次，每次1~3分钟。

艾灸方法 采用温和灸和回旋灸。隔天灸足三里穴1次，每月灸10次，每次15分钟。

刮痧方法 用砭石刮痧板的一端先顺时针旋转点揉穴位60圈，再逆时针点揉60圈，最后自上而下刮拭足三里穴。每天2次，连续3天。

偏方治疗

材料 生姜40克、醋50克、红糖适量。

用法 先将生姜洗净，切片，用醋浸泡24小时，每服3克加入红糖，沸水冲泡，加盖浸片刻。

功效解读 代茶频饮，温中健胃，止呕主治胃脘疼痛，翻胃呕吐，食欲不振。

 生活建议

● **运动原则：**胃病患者饭后不宜运动，最好休息一下等胃部的食物消化得差不多了再开始工作。或者慢步行走，也对消化比较好。

● **心情愉快：**胃病的发生与发展，与人的情绪、心态密切相关。所以，要始终保持精神愉快和情绪稳定，避免紧张、焦虑、恼怒等不良情绪的刺激。

饮食调理指南

少食多餐。养成良好的生活习惯：少吃多餐，饭只吃七份饱。食物以软、松为主，一些比较韧性、爽口的食物不宜多吃，因为这些食物最难消化。入睡前莫进食，入睡前两三个小时最好不要吃东西，否则容易影响入睡，如果觉得肚子空可以多喝水。

白胡椒猪肚汤

材料 猪肚1个、红枣5枚。

调料 白胡椒、生姜、盐各适量。

做法

1. 猪肚洗净，红枣、生姜洗净，白胡椒略打碎。
2. 将猪肚白胡椒、生姜、红枣一起放入锅中，加适量水，用中火煲一个半小时，加盐调味即可。

功效解读 暖胃、祛痛。

温馨提示 此汤可用于因脾胃虚寒所导致的胃痛，胃痛且面白体弱，畏寒肢凉者最宜常食，但有胃热便结者不宜选用此方。

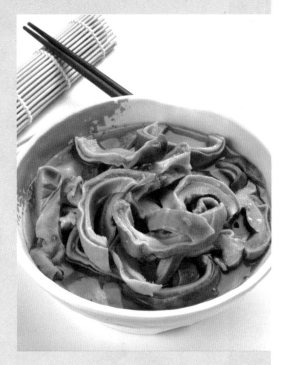

黑豆枸杞焖狗肉

材料 狗肉500克、黑豆30克、枸杞20克。

调料 姜、盐各适量。

做法

1. 先将黑豆浸泡，煮至半熟。然后把所有材料放进汤煲内，大火煮至水开后改为小火煲汤。
2. 煲至狗肉软烂，加盐调味即可食用。

功效解读 祛胃寒、止痛。

温馨提示 狗肉对胃有很好的培补作用，寒性胃痛的朋友，可多吃些狗肉，因为狗肉性大温，可起到暖胃祛寒的作用，但胃热者不宜多食。

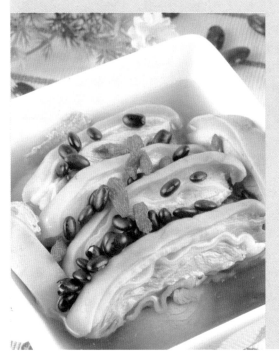

胃
反
酸

胃反酸患者常常会感觉一股"酸气"从口腔中涌出，有烧心感，在餐后、躺卧或腹压增加时尤为明显，严重时可使患者夜间醒来。有的患者胃内的食物、酸味和苦味液体反流到口腔，部分患者可感到下咽困难，严重者食管疼痛甚至出血。

梁丘穴对缓解胃反酸、急性腹泻均很有效。

中医调理　　梁丘穴

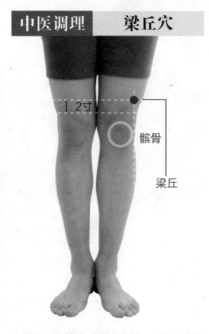

1 2寸

髌骨

梁丘

部位 脚伸直膝盖外侧有一道凹陷沟，向上推到末端，梁丘穴在髌底上2寸。

取穴 将膝盖用力伸直，找筋肉凸出处的凹洼，然后将三指并拢，无名指缘贴在膝盖骨右端，食指缘处即是该穴。

按摩方法 用大拇指用力按压梁丘穴30秒钟，放松后停顿数秒，再继续用相同手法按摩。反复多次，胃反酸就能有所缓解了。

穴位祛病小贴士 遇到胃痛、胃酸、胃胀时，按摩上脘、中脘、下脘这三个穴位即可解除烦恼，这三个穴位既可以在发作时按摩，也可在平日按摩，只要充分调动了它们的积极性，胃酸等问题将不再是你的困扰。

足浴方法

材料 木香50克、香附30克、陈皮80克、干姜50克、山楂40克。

用法 一起装入纱布袋封好，放入洗脚盒用热水浸泡，待水温合适后将双脚浸入。每天1次，每次30分钟。

 生活建议

● **良好习惯：** 建立良好的生活习惯，按时作息，定时进餐，不要吃不洁的食物。

● **情绪平稳：** 当精神紧张、情绪不佳时，大脑皮质功能紊乱，不能很好地管辖胃酸分泌的神经，会促使胃酸分泌增多。

饮食调理指南

少吃脂肪、酸性食物： 脂肪是延缓胃排空食物，刺激胆囊收缩，降低食管括约肌压力的祸源，所以养脾胃就要从少吃脂肪入手，烹调以煮、炖、烩为主，不用油煎炸食物。除此之外，还要少喝酸性饮料、少抽烟喝酒等，以防引起食管下端括约肌张力下降导致胃出现反酸。

增加蛋白质摄入： 蛋白质可刺激胃泌素分泌，使食管括约肌压力增加。因此食物中可以适当增加一些蛋白质，例如瘦肉、牛奶、豆制品、鸡蛋清等。

176　12种脾胃失调症状调理

番茄豆腐煲

材料 番茄3个、豆腐300克、
黄瓜1个。

调料 盐适量。

做法

1. 番茄洗净切小块，豆腐、黄瓜切小块。
2. 将所有食材放入锅中，加水，水开后转
   小火，最后加盐调味即可。

功效解读 和胃、止胃酸。

温馨提示 如果不喜欢吃番茄皮，可以将
番茄皮去掉后再加入豆腐中。将番茄皮去
掉时最好不要把番茄完全煮软，那样会影
响口感。

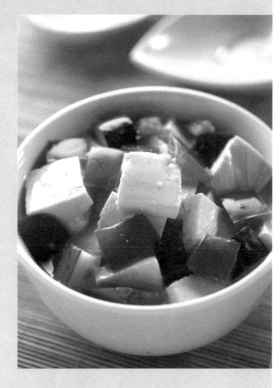

第四章 12种脾胃失调症状调理

玉米鸡蛋羹

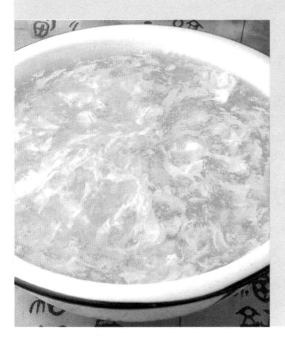

材料 鸡蛋3枚、玉米粒200克。

调料 白糖适量。

做法

1. 将鸡蛋液搅拌均匀，玉米粒切碎成粒。
2. 锅中加水烧开，倒入鸡蛋液搅拌，加入
   玉米碎。根据个人口味加糖调味。

功效解读 养胃、易消化。

腹泻

腹泻俗称"拉肚子",是指排便次数明显超过平日习惯的频率,便质稀薄,水分增加。患了腹泻,很多人习惯先找止泻药吃,对于偶尔腹泻的人来说,无任何不妥,但对经常出现腹泻的人,此方法只是暂时控制,要想长治久安,还要找寻根本原因,以绝后患。

腹泻是一种常见病症,但它同时也是人体排泄系统运作不良的表现,可以从中医和生活等方面进行调理。

中医调理　天枢穴

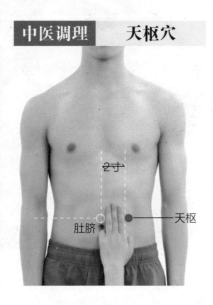

2寸

肚脐 —— 天枢

部位 先找到肚脐,在肚脐旁开两寸即为该穴所在位置,左右各一。

取穴 仰卧或正坐,双手手背向外,拇指与小指弯曲,中间三指并拢,以食指指腹贴于肚脐,无名指所在之处即是。

按摩方法 双手掌心向下,以食指、中指、无名指三个手指头垂直下按并向外揉压,施力点在中指指腹。每天早晚各按一次,每次按揉约1~3分钟。

穴位祛病小贴士 急性腹泻由于很难憋得住,所以给患者带来极大的困扰,这里给大家介绍一个能够治疗性腹泻的特效穴——地机穴。找到该穴后,两侧地机穴交替点揉,每次点揉3~5分钟即可。

足浴方法

材料 肉桂、丁香各20克,乌药、当归、川芎各15克,干姜、小茴香、吴茱萸各6克,食盐少许。

用法 以上材料一起装入纱布袋封好,用热水浸泡,待水温合适后将双脚浸入。每天1次,每次30分钟。

 生活建议

⊙ **提高免疫力:** 注意休息,避免受凉、劳累,预防感冒和中暑。平衡膳食,合理营养,提高机体免疫力。

⊙ **别滥用药物:** 如果不能及时到医院就诊,就要在家中及时口服淡盐水,最好不要滥用抗生素。如果病情严重,要在医生的指导下谨慎治疗。

饮食调理指南

饮食清淡: 夏季经常会腹泻拉肚子,应该吃一些比较容易消化的食物,不要吃过油、过冷、过辣的食物。面条营养丰富,而且比较容易消化吸收,所以吃面条是腹泻者很好的饮食选择。

注意电解质平衡: 严重腹泻时电解质的补充极为重要,早期可静脉补充。饮食中给予鲜果汁、无油肉汤、蘑菇汤等。

山药枸杞莲子粥

材料 大米100克、山药50克、莲子20克、枸杞15克。

调料 白糖适量。

做法

1. 大米淘净。山药洗净切段，莲子洗净去芯，枸杞洗净。
2. 将所有材料放入锅中，加水，大火煮开后小火熬制，加入白糖调味即可。

功效解读 补脾益气，健胃止泻。

温馨提示 山药有健脾除湿的功效，其所含的膳食纤维能推迟胃内食物的排空，与莲子和枸杞共同发挥作用，有一定的止泻功效。另外这道粥还可以帮助人体迅速恢复体力，消除疲劳，平时总感觉累的人，可以多食。

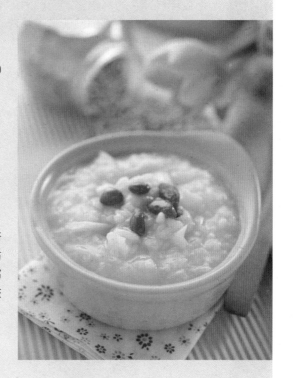

栗子糯米粥

材料 栗子适量、糯米50克(小儿减半)。

调料 盐少许。

做法

1. 将栗子去壳，切片晒干，然后磨为细粉。
2. 每次取栗子粉30克，与糯米、细盐加水400毫升，用砂锅以文火煮成稠粥。见其粥面上有粥油形成为度。

功效解读 健脾肾、止泄泻。

温馨提示 栗子有"肾之果"之称，对脾胃同样也有很好的补益功效，加上补脾作用极强的糯米，对脾虚腹泻自然有条理之功能，同时也适用于肾虚腰疼、腿脚无力等症。

茯苓粉红枣粥

材料 茯苓粉30克、粳米30克、红枣（去核）7个。

调料 糖适量。

做法

先煮米几沸后放入红枣，将成粥时放入茯苓粉搅匀，加糖少许。

功效解读 健脾渗湿，调中止泄。

温馨提示 茯苓能够健脾利湿，加上能够强健脾胃之气的红枣共同煮粥，可用其治疗因脾气不充，运化失调而引起的大便溏软、面色黄白、口中干而不欲、乏力倦怠、饮食无味等症。

消化不良

以前，每次逢节假日，亲朋聚会，美味满席，大快朵颐，最后不少人还会出现消化不良，这是非常普遍的情况。这些年来，就算不是过年过节，也有很多人出现消化不良的情况，这主要与现在的生活方式有关。现在人们偏于辛辣厚味、精米细面等食物，吃得太好，也会加重脾胃的负担。

消化不良与脾胃关系最为密切，脾胃好自然不怕消化不良。

中医调理　　漏谷穴

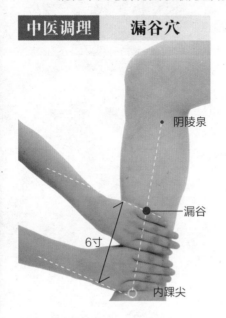

阴陵泉

漏谷

6寸

内踝尖

部位　漏谷穴位于人体的小腿内侧，当内踝尖与阴陵泉穴的连线上，距内踝尖6寸，胫骨内侧缘后方。

取穴　正坐或仰卧位，在内踝高点上6寸，胫骨后缘，当阴陵泉和三阴交的连线上取穴。

按摩方法　用拇指指端适当用力按揉，如果穴位处疼痛较明显，先不要用力，待疼痛缓解后力度再由轻到重按摩。按摩顺序先左后右，每天一次，每次15分钟。

艾灸方法　用黄豆粒大小的艾炷或温和灸3~5壮，或艾条温和灸5~10分钟，双腿交替灸，每日或隔日灸1次，10次为一疗程。

偏方治疗

材料　白萝卜250克、酸梅4枚、盐适量。

用法　将白萝卜洗净切成薄片，与酸梅同放入铝锅内，加清水三碗，置文火上煎煮，清水只剩一碗时，加盐少许调味即成。服用时去渣饮汁。

功效解读　有宽中行气、化积滞、下气生津、化痰去热的功效。用于饮食积滞、进食过饱引起的胸闷、烧心、腹胀、烦躁、气逆等症。

生活建议

● **不要空腹或者过饱入睡：** 消化功能不好的人，多吃一点就会胃胀，所以晚餐要少吃，入睡前两三个小时最好都不要吃东西，否则容易影响入睡，如果觉得肚子空可以多喝水。

● **慢慢调养：** 消化不良多为脾胃虚弱，不可能在短期内治好。只能靠慢慢"养"，从生活习惯的改良中获得改善。

饮食调理指南

少量多餐： 选择细软易消化的食物，在烹调上尽量以煮、烩、烧、蒸等方法为宜，避免油煎、油炸、爆炒等，进餐次数以5~7餐为宜，尽量做到少食多餐。

补充足够的维生素： 除食物补充外，必要时可适当补给维生素制剂，如维生素A、复合维生素B、维生素C、维生素D、维生素K等。

红烧鲤鱼

材料 鲤鱼1条。

调料 白糖适量，葱、姜、蒜、酱油、盐适量。

做法

1. 鲤鱼洗净处理好。葱、姜、蒜切末。
2. 油锅烧热后将葱、姜、蒜烹香，放入鲤鱼，两面翻炒至金黄色。倒入适量酱油、白糖、水，大火烧开后转小火收汁。

功效解读 健脾除湿、易消化。

温馨提示 鲤鱼两侧的皮内各有一条似白线的筋，此筋腥臊味较重，且含有刺激性强并有毒害的成分，统称此物为"发物"，所以在烹制前应抽出和去除。

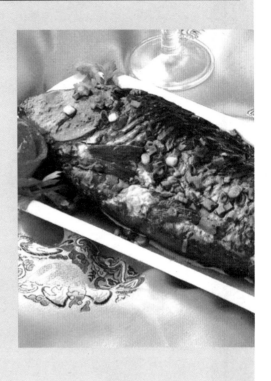

胡萝卜肉丝面

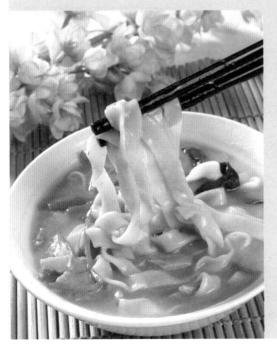

材料 面条300克、胡萝卜丝100克、青菜100克。

调料 葱、姜、盐适量。

做法

1. 油锅烧热后将葱、姜爆香，放入青菜、胡萝卜丝炒熟后盛出。
2. 锅内加水，烧开后放入面条。在碗中放入炒好的青菜胡萝卜丝，加盐，捞面条入碗即可。

功效解读 滋养脾胃，促进消化。

便秘

便秘，说它是一种难言之隐，一点也不为过，即使打扮得再光鲜，其中的难受只有自己知道。但偏偏有此问题者却非常之多，老年人则更为常见。老年性便秘，在中医看来多与气虚有关。中医认为，气虚影响脾胃的正常运行，而血虚则不能润肠，更会加重便秘的症状。所以对于老年性便秘，重点要补气。

支沟穴是治疗气虚便秘的特效穴，有补益脾胃的功能，治疗脾失健运导致的便秘，效果显著。

中医调理   支沟穴

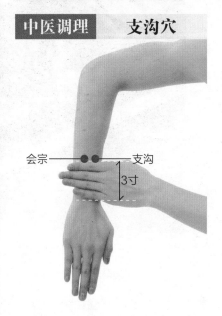

会宗 —— 支沟

3寸

部位 支沟穴位于前臂背侧，阳池穴与肘尖的连线上，腕背横纹上3寸，尺骨与桡骨之间。

取穴 伸臂俯掌，于手背腕横放中点直上3寸，尺骨与桡骨之间处取穴。

按摩方法 按摩支沟穴最好在每天早晨，排便后，双手拇指分别按住两侧的支沟穴，由轻到重施力，以局部有酸麻胀痛感为宜。通常，按压15分钟左右就会有便意，如果没有，可继续按摩至便意明显为止。

艾灸方法 身体虚弱或者手术后体虚有便秘的人，不宜对穴位进行强刺激，可以使用灸法。将艾绒搓成麦粒或黄豆粒大小，直接或隔姜灸穴位。每次灸5~7壮，每天或隔天灸1次。

偏方治疗

材料 香蕉2根、黑芝麻30克、蜂蜜适量。

用法 先将黑芝麻放入锅中炒半熟，和蜂蜜搅拌到一起，搅合均匀，香蕉扒皮后蘸调料吃即可。

功效解读 此偏方具有养阴清热、润肠通便的功效，除糖尿病患者外，皆可食用。

生活建议

➡ **改善生活方式：** 要改掉不良的生活方式，不要熬夜，不要乱服泻药，不要忽视便意。应早睡早起，加强锻炼，养成定时排便的习惯。

➡ **药物治疗：** 可以根据状况严重程度，咨询医生之后，吃一些如麻仁润肠丸之类含有油脂的药物。

饮食调理指南

补充足够水分： 这是解除便秘的重要方法，建议每天至少要喝2000毫升的水，夏天要喝2500～3000毫升，而且最好每天一起床就喝杯400毫升的开水，以促进便意。

平衡膳食结构： 不良的饮食习惯，会使食物的机械性或化学性刺激不足，或因摄入的食物过少、过细，使肠道刺激减少，反射性蠕动减弱而造成便秘。应多食用粗纤维食物，如杂粮、豆类等。

黄芪山药鱼汤

材料 鱼1条、山药100克、黄芪10克。

调料 葱、姜、盐适量。

做法

1. 鱼处理干净，山药洗净切片，黄芪洗净。葱、姜切丝。
2. 将所有材料一起放入锅中，加适量水熬制，大火煮开后转小火，最后加盐调味即可。

功效解读 补气益中，健脾滋阴。

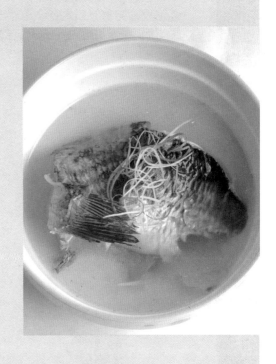

番茄蜂蜜汁

材料 番茄2个。

调料 蜂蜜适量。

做法

1. 番茄洗净去皮，切小丁，放入榨汁机榨汁。
2. 根据个人口味加适量蜂蜜饮用。

功效解读 润肠通便，健脾胃。

温馨提示 番茄味酸、甘，性平，有生津健脾的作用。可用于胃脘不适，咽喉咳嗽等症。与富含润滑物质的蜂蜜合用能健脾补胃，润肠通便，是便秘患者的食疗良方。

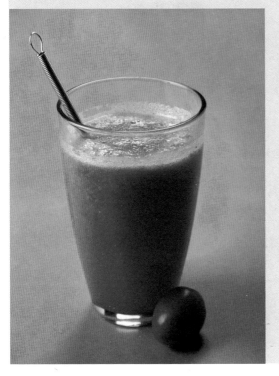

流口水

通常讲，十个小宝宝十个流口水。流口水是宝宝的正常生理现象，因为孩子的口腔容量很小，口水分泌又比较多，再加上吞咽功能还没发育完善，口水就会自然流向嘴外了。另外，成年人如果在晚上睡觉后嘴巴不由自主的张开，口水外流，则多是脾胃虚弱的表现。

成年人如果流口水，下面教大家一个方法，就是每天按一按地仓穴。

中医调理　　地仓穴

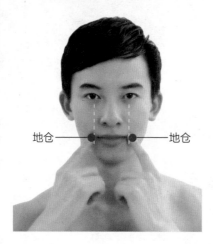

地仓————　　————地仓

部位 在面部，口角外侧，上直对瞳孔。

取穴 取正坐或侧卧位，于口角旁开0.4寸处取穴。

按摩方法 按摩时，用双手食指同时按住两侧穴位，做顺时针按揉。这一方法成人、小儿均适用。

艾灸方法 灸地仓穴时，两个穴位都要灸，用艾条温和灸的方法，每穴灸5分钟左右。由于地仓穴靠近鼻腔，在艾灸时最好将点燃的一端向外侧偏，使火源和烟尘远离鼻孔。

偏方治疗

材料 炒白术12克、益智仁8克。

用法 以上中药共研细末，分成12包。每日2次，每次1包，用温开水调服或加入饮食中食之均可，适用于寒证流口水。或者一起蒸食，坚持服用，疗效理想。

功效解读 此方可以健脾燥湿，防治小儿流口水。

生活建议

➥ **多多运动：** 生活中要多运动，加强血液循环。尤其多做一些面部活动，如晨起叩齿，或者是按摩面部。

➥ **中成药调理：** 可以在医生指导下服用归脾丸，平时注意有规律的生活作息，避免经常熬夜。

饮食调理指南

多吃补脾食物： 脾虚的人可适当吃些具有补脾益气作用的食物，如山药、红枣、土豆等。

少吃味厚滋腻的食物： 饮食最好保持清淡，油腻厚重的食物，不利于脾胃消化，应根据个人体质，酌情少吃。

红薯米糊

材料 红薯2个、大米60克。

调料 白糖适量。

做法

1. 红薯洗净去皮，切成小块。大米淘洗干净。

2. 将红薯块和洗净的大米一起放入豆浆机中，加水打成米糊，加白糖调味食用。

功效解读 利脾、和胃、易消化。

温馨提示 此米糊除了能够健脾和胃外，对脑血管病患者，肝肾功能不全者和肥胖者，都是保健调养佳品。

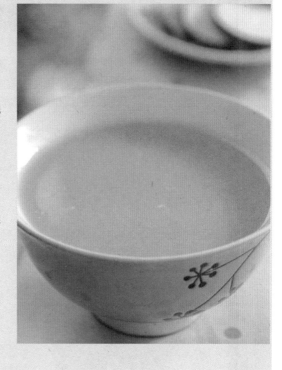

山药小米粥

材料 山药50克、薏米30克、小米100克、大枣2个。

调料 蜂蜜适量。

做法

1. 山药去皮洗净切碎块，小米淘洗干净，薏米泡约四个小时，洗净。

2. 将山药、薏米和小米一起熬煮，先大火煮开后转小火煮熟，蜂蜜调味即可。

功效解读 健脾、养胃、易消化。

温馨提示 小米有健胃除湿、和胃安眠等功效。山药不燥不腻，可健脾肾，薏米是祛湿的良药，此粥对脾胃湿热的相关病症，都有很好的调理功效。

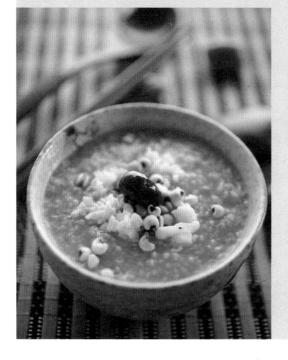

185

现代人的生活条件越来越好，吃得越来越好，但是舒适的生活让我们的运动机会变少了，人也变得越来越懒。很多人上班后就坐到椅子上，晚上回到家就窝在沙发上，由于缺乏运动，食物无法被正常吸收消化，多余的脂肪、水液堆积在腹腔、脏腑周围，腹部就会慢慢增大。

人一旦发肥胖后，脂肪肝、高脂血症等疾病就会不请自来。如果每天坚持按摩大横穴，可温中健脾，对身体和肠胃功能，以及腰腹的肥胖状态，有很好的调理、改善和保健效果。

中医调理　　大横穴

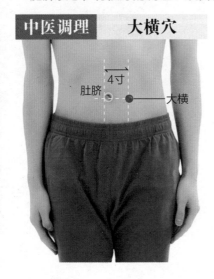

肚脐　4寸　大横

部位 大横穴位于人体的腹中部，距脐中4寸。

取穴 仰卧位，在脐中旁开4寸处取穴。

按摩方法 双手拇指或食指按压脾经上的大横穴，用力按揉100次。

艾灸、拔罐方法 除了按摩外，也可选艾灸、拔罐等，这两种方法对寒邪导致的腹泻、便秘、虚寒肥胖等有不错的治疗作用。腹痛可以配合气海穴、大横穴、足三里穴、三阴交等穴位。

穴位祛病小贴士 人体多数经脉都是上下纵向而行，惟有"带脉"横向环绕一圈，所以，带脉一旦堵塞，就会造成身体多条经络都堵在腰腹处。因此，减腹有一个行之有效的办法，就是敲带脉。特别是胆经与带脉交会处的带脉穴，更应该重点敲打。

偏方治疗

材料 荷叶15克、桑叶10克。

用法 二者一起放入茶杯中，冲入沸水浸泡10分钟后，代茶每日饮用两次。

功效解读 清热利尿，消脂减肥，可用于治疗单纯性肥胖症和高脂血症。

 生活建议

➡ **不过度饮酒**：腹部肥胖，和经常喝酒也有关系。不喝酒的人腹部曲线要比饮酒者好很多。饮酒会让你额外的摄入几百卡路里的热量，所以喝酒也是会增肥的。

➡ **有氧运动**：想要减肥，选择对的有氧运动非常重要。例如跑步、骑自行车、游泳或者跳绳。需要注意的是，还应当加入间歇的腰腹训练。因此，不要光是跑步，加入其他运动让成效来的更加迅速。

饮食调理指南

忌吃高热量食物：在减肥期间，忌吃零食、高糖、高脂肪和油大的食物，如巧克力、炸鸡、方便面、花生、啤酒、蛋糕、汉堡等。

多吃蔬菜：蔬菜水分高，热量低，富含膳食纤维素，肥胖者可以多吃。另外，水果虽然可以吃。但最好适可而止，因为多数水果糖分太高。

玉米香炒空心菜

材料 空心菜300克、玉米100克、豆腐100克。

调料 淀粉水、葱、姜、盐、酱油各适量。

做法

1. 锅内入油，放入葱、姜爆香，加水、盐、酱油、玉米大火烧沸，倒入豆腐、空心菜煮沸，转小火焖半小时。
2. 倒入水淀粉勾芡，收汁后即可食用。

功效解读 补充维生素，促进肠胃蠕动。

温馨提示 空心菜买回后，很容易因为失水而发软、枯萎，炒菜前将它在清水中浸泡约半小时，就可以恢复鲜嫩、翠绿的质感。

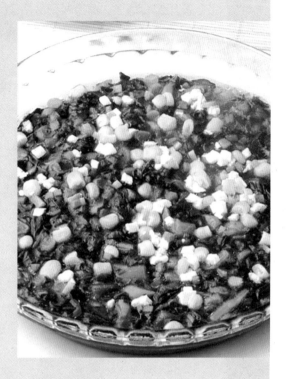

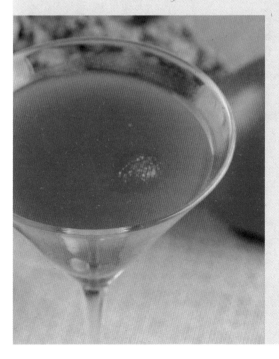

西红柿蜂蜜汁

材料 西红柿2个。

调料 蜂蜜、冰块各适量。

做法

1. 西红柿洗净，去皮切块。
2. 将西红柿、冰块放入果汁机，加水榨汁后，倒入杯中，加入蜂蜜拌匀调味即可。

功效解读 润肠通便，促进消化。

温馨提示 此茶能消食开胃，促进唾液及胃液的分泌，还可起到润肠的作用，是肥胖者宿便、毒素的"洗涤剂"。但需要注意的是，虚寒性肥胖患者不要加冰块食用。

在职场上，越来越多的女性都显示出惊人的才干，取得了很好的业绩，但是很多人在忙工作的时候却忘记了自己的身体，结果往往是职场上合格了，健康却不合格了。在诸多病症中，女性遇到的问题就有崩漏。

若脾胃虚，脾土受损，就会导致心脾功能紊乱引发脾虚崩漏，可以用按摩或者艾灸隐白穴的方法来调理。

中医调理　　隐白穴

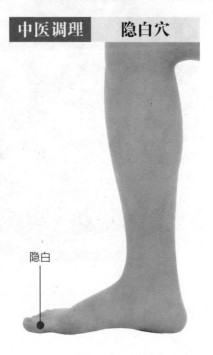

隐白

部位 该穴位于人体的足大趾末节内侧，距趾甲角0.1寸。

取穴 正坐垂足或者仰卧，在大脚趾指内侧，距趾甲角0.1寸处取穴。

按摩方法 正坐，把脚抬起，放置另一大腿上。用大拇指指甲垂直掐按穴位，每日早晚各按1次，每次左右穴各掐按1~3分钟。

艾灸方法 灸隐白穴一般双脚都要灸，可采用艾条温和灸，每只脚灸20分钟左右，直至隐白穴周围皮肤发红。每天灸3次，连续灸7天。待出血停止后再灸1~2天。

偏方治疗

材料 干黑木耳30克、红糖40克。

用法 干黑木耳用温水泡发好后，加水煮熟烂，再加红糖40克，每日1剂，分2次服。

功效解读 此偏方可以滋阴补血，防治女性崩漏。

生活建议

⊙ **注意身体保健：** 在生活上劳逸结合，不参加重体力劳动和剧烈运动，睡眠要充足，精神愉快，不要在思想上产生不必要的压力。

⊙ **及时就医：** 症状严重者，应及时寻求医治，根据医生建议用药物进行止血，避免情况进一步恶化。

饮食调理指南

注意补铁： 宜食营养而易于消化的食物，多食含铁丰富的食物，如动物肝脏、菠菜等。另外，还要增加营养，多吃含维生素C的食物。如各种蔬菜、水果、豆类、蛋类、肉类等，以促进铁的吸收。

葱白乌鸡糯米粥

材料 乌鸡1只、糯米100克。

调料 葱白、花椒、盐各适量。

做法

1. 乌鸡处理干净，斩块。糯米洗净。葱白切小段。

2. 先将乌鸡块煮熟，再加入糯米和葱白、花椒、盐一起熬粥食用。每天吃1次。

功效解读 暖中补身、止血调经。

温馨提示 此粥既适用于形体消瘦、食欲不振等脾胃病症，也适用于肾阳亏虚所致的遗精、早泄、妇女赤白带下、白浊、月经不调等症。

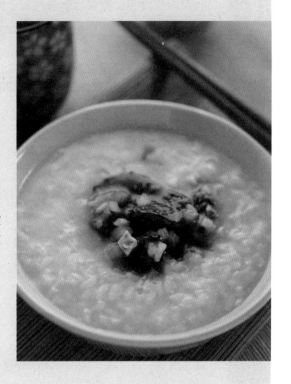

醋煮豆腐

材料 豆腐250克。

调料 醋120克。

做法

豆腐250克，打成块，与醋(食用醋)120克入锅同煮，煮熟后吃豆腐醋，1剂1次，1日可连吃3剂，吃至血止后停用。

功效解读 本清热凉血，收敛止血。

温馨提示 醋有很好的收敛作用，豆腐是清热的佳品，二者合用，适宜于青年妇女血热引起的崩漏，对功能性子宫出血有良效。

玉米须炖瘦肉

材料 玉米须30克、瘦肉120克。

调料 盐适量，味精少许。

做法

将瘦肉切块，与玉米须一起放入陶罐内，加水500毫升，上蒸笼加盖清蒸至肉熟，加精盐、味精，趁热服用。

功效解读 清热凉血。

温馨提示 玉米须有凉血止血的作用，民间常用来治"红崩"，瘦肉能补血，两者配合，故能治血热型"崩漏"。

脾暑湿

夏季有的人喜欢用凉水冲澡，有人喜欢吃冷饮降温，这些习惯会在无形中伤害我们的脾胃，因为脾喜燥而恶湿，无论用凉水洗澡还是吃冷饮降温，都会让水液聚集于体内，就可能形成湿邪，使脾受损，导致脾气运化失调，出现腹泻、水肿、大便稀溏、四肢无力、食欲不振、胸闷脾湿等症状。

阴陵泉是足太阴脾经的合穴，可以促进脾的运化、升清功能，并能通过表里络属对胃的降浊功能进行调理，二者合一，一起运化水湿邪气。

中医调理　阴陵泉穴

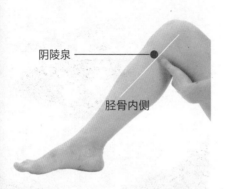

阴陵泉

胫骨内侧

部位 位于内膝眼下三寸，向内约两横指的凹陷处。

取穴 采用正坐或仰卧的取穴姿势，在小腿内侧，当胫骨内侧髁后下方凹陷处。

按摩方法 用手指按揉，次数不限，但是要保证每天按揉10分钟以上。一开始按揉的时候，会比较疼，说明体内水湿较重，要坚持按揉。

艾灸方法 将艾条点燃后，与穴位所在皮肤保持2~3厘米距离，以皮肤温热但无灼痛感为宜。实施艾灸时，点燃一端左右旋转或上下移动，每穴灸10分钟左右，换另一侧穴位灸。

穴位祛病小贴士 承山穴在小腿肚子下方正中的"人"字形肌肉中间。该处是筋、骨、肉的集结之处，又是人体阳气最盛的经脉的枢纽，所以，它能通过振奋太阳膀胱经的阳气，排出人体湿气，具有很好的化湿功效，在暑湿较重的夏季可多揉一揉承山穴。

偏方治疗

材料 金银花20克、绿豆30克。

用法 绿豆洗净浸泡4小时，和金银花一起加入适量水进行煮汤，连服1周。

功效解读 此偏方可以除湿利尿，缓解夏季脾暑湿的症状。

生活建议

→ **保证睡眠：** 夏天昼长夜短，天气炎热，不少人因此而睡不好觉，所以夏天最好不要熬夜，在中午时需要适当午睡。

→ **户外活动：** "不厌于日"是不错的养生办法，建议办公室一族多进行户外活动，顺应时节变化，以助养阳。

饮食调理指南

补充营养： 在夏天的高温下，人体营养物质消耗大，要注意从蔬菜、水果、饮食中额外补充维生素 C、维生素 B_1、维生素 B_2 和维生素 A、维生素 D，钙丢失多的人还要补充优质钙制剂。

多喝煲汤： 夏至时节主暑湿，人们食欲普遍降低，脾胃运化能力减弱，可多煲汤喝。煲汤可选用马齿苋、西瓜、绿豆、绿豆芽、菊花、金银花等具有清暑化湿功效的食材和药材。

对症调理药膳

萝卜丝鲫鱼汤

材料 鲫鱼2条、白萝卜半个。

调料 葱末、香菜、盐适量。

做法

1. 油锅烧热后，放入葱末和鲫鱼，翻炒片刻，加水大火烧开，煮20分钟左右。

2. 转小火，放入切好的萝卜丝，炖半小时，最后加香菜、盐调味即可。

功效解读 除湿气、健脾胃。

温馨提示 萝卜有消食、醒酒、顺气除胀，鲫鱼能行水而不燥，能补脾而不滞的特点，二者相配，对利水祛湿极为有利，是夏季里应该常食的一道养生菜肴。

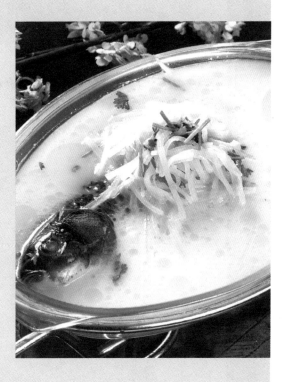

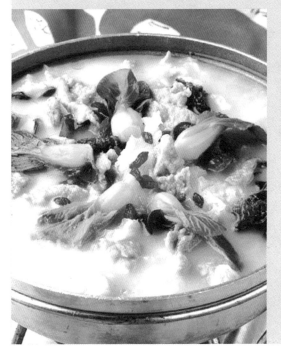

双耳肉片汤

材料 猪肉200克、银耳50克、黑木耳50克。

调料 菜心、淀粉料酒、高汤、盐适量。

做法

1. 银耳、黑木耳泡发，猪肉切片，用料酒、水淀粉、盐腌制。菜心焯水。

2. 肉片入油锅炸至变色沥出，银耳、黑木耳放在高汤中煮沸。将肉片放入汤中，加盐调味，摆上菜心即可。

功效解读 祛湿利脾、养胃滋阴。

胃寒脾虚

胃寒脾虚也就是脾胃阳虚，多是因为精神压力大、饮食失调、过食生冷、劳倦过度、或久病或忧思伤脾等造成。胃寒脾虚的症状表现一般为泛吐清水、食少、神疲乏力、手足发凉、大便溏薄、舌淡苔白、脉虚弱等。

平时多吃一些暖胃散寒的食物，可以调理好脾胃虚寒的病症，恢复健康脾胃。按摩穴位也很有效。

中医调理　足三里穴

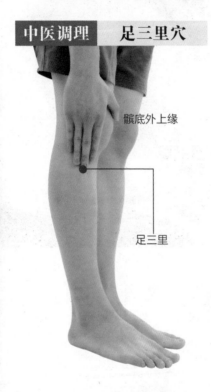

髌底外上缘

足三里

部位 足三里穴位于外膝眼下3寸，距胫骨前嵴一横指，当胫骨前肌上。

取穴 正坐，屈膝90°，手心对髌骨(左手对左腿，右手对右腿)，手指朝向下，无名指指端下方与中指平行处即是该穴。

按摩方法 用中指的指腹垂直用力按压穴位，有酸痛、胀、麻的感觉。每天早晚各揉按1次，每次1~3分钟。

刮痧方法 用砭石刮痧板的一端先顺时针旋转点揉穴位60圈，再逆时针点揉60圈，最后自上而下刮拭足三里穴。早晚各2次，连续3天。

偏方治疗

材料 鲜生姜300克、白糖150克。

用法 鲜生姜洗净后切小块，加白糖腌，每日吃3次，饭前吃，每次吃1勺，坚持吃一周可见效。

功效解读 此偏方有温胃补虚、止吐散寒的功效，适合脾胃虚寒服用者。

 生活建议

⊙ **保证睡眠**：脾胃虚寒者往往胃肠功能不足，蠕动缓慢，要禁食辛辣、冷食，每天保证充分的睡眠，保证良好的情绪，避免发怒生气等。

⊙ **服用中成药**：年老体弱或者胃病日久不愈者，可以在医生的指导下服用香砂养胃丸、附子理中丸等，同时吃一些容易消化暖胃的食物。

饮食调理指南

养成良好的饮食习惯：脾胃虚寒病人可补充性温味甘辛、健脾补气、温暖肠胃及祛寒作用的食物，如羊肉、鸡肉、猪肚、草鱼、荔枝、韭菜、生姜、花椒红糖等。

平时要忌口：脾胃虚寒的人平时要少吃寒凉、易损伤脾胃阳气的食物，如冰镇饮料、雪糕、绿豆、冬瓜、苦瓜、苦菊、黄瓜等。

茯苓枣仁茶

材料 茯苓10克、枣仁8克。

调料 冰糖适量。

做法

1. 取茯苓、枣仁放入锅中，加1碗水煮。

2. 煮15分钟后加入冰糖稍煮，滤去渣，取汁饮。

功效解读 促睡眠、健脾胃。

温馨提示 茯苓补脾，利水渗湿，枣仁养心安神，敛汗。此茶由表及里调理人体内分泌，补气养血，宁心安神，不仅可以治疗脾胃虚寒，对失眠等症也有很好的疗效。

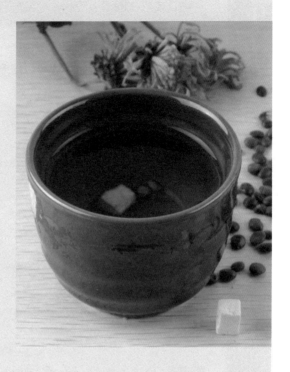

豆豉鲫鱼汤

材料 豆豉50克、鲫鱼200克。

调料 盐、姜片各适量。

做法

1. 将豆豉剁碎；鲫鱼洗净，斩块，备用。

2. 净锅上火倒入清汤，调入精盐、姜片，放入鲫鱼烧开，去浮沫，再放入豆豉煲至熟即可。

功效解读 温中健脾、消食除胀。

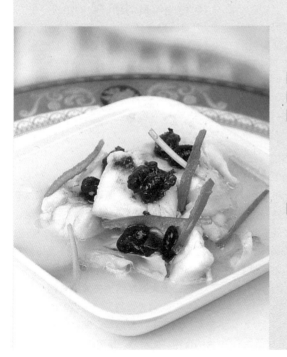

第四章 12种脾胃失调症状调理

193

胃热上火

胃火其实是大家最熟悉的，也是人们最容易犯的，因为胃火多是吃出来的。我们每天都要吃饭，如果你饮食不节，嗜食生猛辛辣食物，或总在酒桌上应酬，都会导致胃火的发生。

养胃防止胃上火，首先是禁止进食容易上火的食物，如肉类、热性食物、坚果等，另外还可以按摩穴位来消除胃火。

中医调理　内廷穴

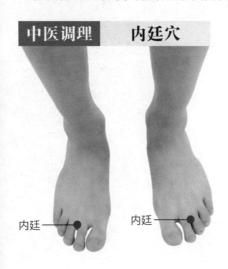

内廷　　　　　内廷

部位 位于足背当第2、3跖骨结合部前方凹陷处。

取穴 正坐或仰卧，跷足的姿势，内庭穴在第二趾根部，脚趾弯曲时趾尖碰到处，约第二趾趾根下约三厘米处。

按摩方法 平时可多用指端按压此穴，按压时以一侧拇指的指端按住此穴，稍用力按压，以酸胀感为宜，每侧1分钟，共2分钟，每天坚持按摩。

艾灸方法 将艾条点燃后，与穴位所在皮肤保持2厘米距离，以皮肤温热但无灼痛感为宜。实施艾灸时，点燃一端左右旋转或上下移动，每侧穴灸10分钟左右。

穴位祛病小贴士 胃热不用怕，太溪穴就是人体的消防员，按揉这个穴位的时候，就等于消防员在开闸放水，一点点地滋润我们的身体，一点点的把胃火浇灭。

偏方治疗

材料 西瓜瓤80克、梨1个、白菜60克。

用法 白菜洗净撕碎，西瓜瓤切块，梨洗净去核切块，一起放入榨汁机榨汁饮用。

功效解读 此蔬果汁具有泻胃火、清热祛暑、生津止渴、健胃利尿等功效。

 生活建议

➔ **按摩腹部：** 饭后、睡前搓热双手以肚脐为中心顺时针摩擦50圈。完毕搓热双手按摩小腹。

➔ **避免不良情绪：** 我们知道，生气有时也会胃疼，所以胃病发生时要保持精神愉快及情绪稳定，避免紧张、焦虑、恼怒等不良情绪刺激。

➔ **养成良好习惯：** 进餐不宜过饱，少饮酒，饭后不急于躺下或者运动，干些简单家务，稍作休息。

饮食调理指南

胃热当以清热、清滞为原则： 饮食节制，少食多餐，多吃时令新鲜的水果蔬菜，少吃油腻、辛辣、油炸的食物。榴莲、桂圆、荔枝、巧克力、奶油蛋糕、甜点等热量高的食物也要少吃。

胃口火大多吃清热去火的食物： 胃火大时可多吃清火食物，如生菜、娃娃菜、苦菊、白萝卜、苦瓜等。同时吃些健脾开胃的食物，如番茄、草莓等。

对症调理药膳

玫瑰茉莉茶

材料 玫瑰花6克、绿茶3克、茉莉花4克。

调料 冰糖适量。

做法

1. 将茉莉花和玫瑰花洗净，再将所有材料放入杯子中，倒入开水冲泡，盖上盖8分钟。

2. 捞出玫瑰花，即可饮用。

功效解读 清胃火、健脾胃。

温馨提示 茉莉花归脾、胃二经，再加上该花本身性温，所以具有理气和中、调理脾胃的功效。脾胃虚弱的朋友，平时可饮用或食用一些茉莉花制品，以维系身体的健康。胃火大时可以饮用此茶来改善口臭等问题，如想彻底消除胃火，可适当加大绿茶的用量。

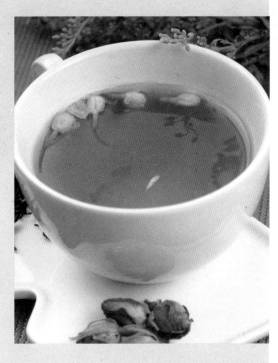

冬瓜薏米鸭

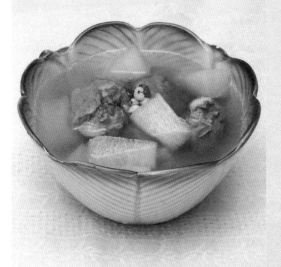

材料 鸭肉200克、冬瓜150克、薏米20克、枸杞子10克。

调料 盐、蒜、米酒、高汤各适量。

做法

1. 将鸭肉、冬瓜洗净，切块；薏米、枸杞子洗净、泡发。

2. 在锅中倒油烧至热，加入蒜和鸭肉一起翻炒，加适量盐，再加入米酒和高汤，翻炒至匀。

3. 待煮开后放入薏米、枸杞子，用旺火煮1小时，再放入冬瓜，煮开后转入小火继续煮至熟后食用。

功效解读 运脾化湿、清热止渴。

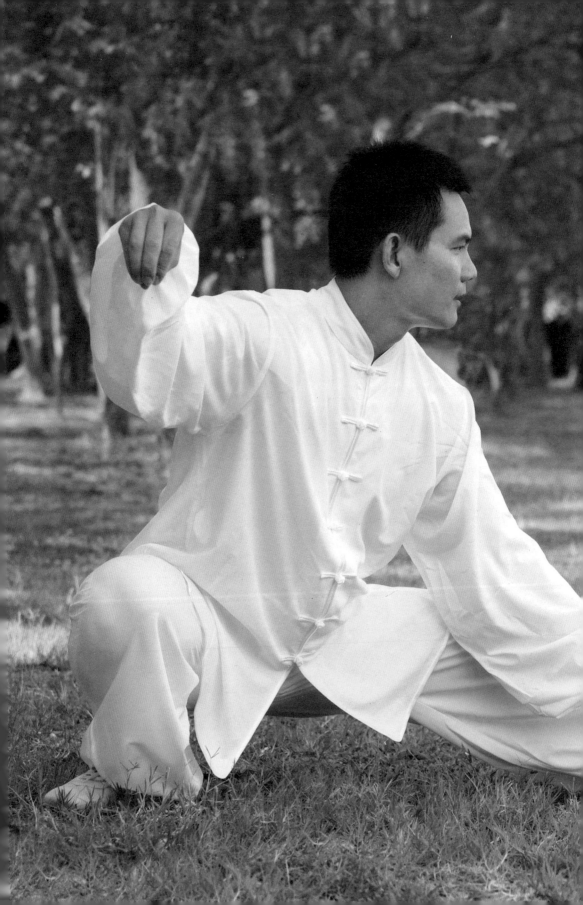

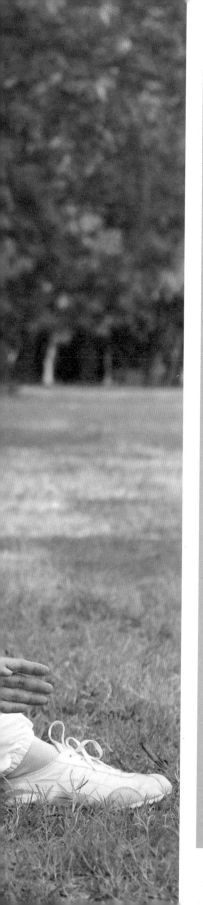

第五章

经络运动调养脾胃战略

疏通经络调脾胃，合理运动健脾胃

中医调理脾胃，除了食疗、中药外，经络穴位、运动按摩等方式也是非常重要的。经络穴位是人体的天生自然药库，调养脾胃必会涉及胃经和脾经。名医华佗曾经说「动摇则谷气得消，血脉流通，病不得生」，适当运动宜于脾胃调养。

打通脾、胃经，无病一身轻

经络和穴位堪称天然药库，对于注重脾胃养生，尤其是需要调治脾胃疾病的人们来说，掌握一些运用经络、穴位来自我保健和预防疾病的方法，就等于有了个随身携带的保健医生，可随时为脾胃的健康保驾护航。

敲脾经，身体里的自带小药房

脾气旺盛的人，面色红润，肌肉丰满，精力充沛。一旦脾的运化功能失常，反映到身体上就会出现面部发黄、身体乏力、腹胀、胃疼、恶心呕吐等症状。而与脾脏关系最密切的当属足太阴脾经了。本经一侧21穴，其中11穴分布于下肢内侧面的前端，10穴分布于侧胸腹部。首穴隐白，末穴大包。

循行路线 侧足太阴脾经是从大脚趾末端开始，沿大脚趾内测脚背与脚掌的分界线，向上沿内踝前边，上至小腿内侧；然后沿小腿内伸的骨头，与肝经相交，在肝经之前循行上膝股内侧前方，进入腹部，通过腹部与胸部的间隔，夹食管旁，连舌根，散布舌下。其支脉从胃部分出，向上通过横膈，于任脉的膻中穴处注入心中，与手少阴心经相接。

脾经对应症 脾经属脾，与心、肺等有直接关系。该经病症主要表现为食欲不振、胃脘痛、呕吐、腹胀、舌痛、舌根强直、黄疸、水肿、全身乏力、活动不利、大便溏泻、足大趾麻 木等。

活跃时间 上午9~11时是脾经气血最活跃的时期，每天这个时候疏通脾经可以很好地平衡阴阳，使脾胃气血调和顺畅。

包括穴位 脾经包括穴位：隐白、大都、太白、公孙、商丘、三阴交、漏谷、地机、阴陵泉、血海、箕门、冲门、府舍、腹结、大横、腹哀、食窦、天溪、胸乡、周荣、大包，共21穴，左右合42穴。

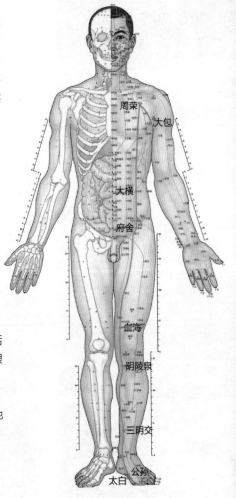

足太阴脾经

| 健脾养胃 | 太白穴 | | 健脾和胃 | 公孙穴 |

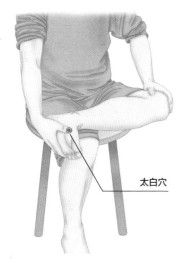

太白穴

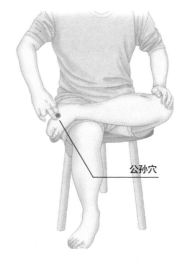

公孙穴

太白是土经之土穴，是健脾的重要穴位，能够治疗由各种原因引起的脾虚。如果人大量运动就会导致脾气耗损太多，使得肌肉内部气亏，此时敲打或用力揉按太白穴，能调理疏通经气，迅速消除肌肉酸痛等症状，人体运动过度造成的局部受伤也可用此方法治疗。

取穴 正坐，把脚抬起，放置另一大腿上，以另一侧手的大拇指按脚的内侧缘靠近足大趾的凹陷处即是。

按摩方法 以拇指指腹垂直按压穴位，每日早晚各按1次，每次左右各按压3分钟。

公孙就是黄帝，黄帝居中央而统治四方，所以公孙穴虽然在脚上，但是其就像皇帝一样可以指挥四方，所以公孙穴是统领全身的一个穴位，全身的问题它都能管，胸腹部的问题，当然也在它的管辖范围之内。所以，当人体胸腹部出现腹胀、腹痛、胃痛、胸痛等症状时，可以通过按压公孙穴得到缓解。

取穴 正坐，将左足翘起放在右腿上。将另一侧手的食指与中指并拢，中指位于足内侧大趾的关节后，则食指所在位置即是。

按摩方法 大拇指弯曲，指尖垂直揉按穴位。每天早晚各揉按1次，每次左右各揉按3分钟。

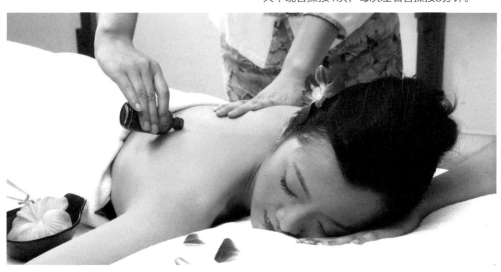

敲胃经，不花钱的健脾开胃方

胃是气血生成的地方，而气血是人体能量最基本的保障，所以才有"气血生化之源"之说。正因如此，不论是治病，还是养生，胃经都是非常重要的一条经络。想养颜、想健康、想长寿，都不要忘了打通胃经。

本经首穴承泣，末穴厉兑。一侧45穴（左右两侧共90穴），其中15穴分布于下肢的前外侧面，30穴在腹、胸部与头面部。主治肠胃等消化系统、神经系统、呼吸系统、循环系统某些病症和咽喉、头面、口、牙、鼻等器官病症以及本经脉所经过部位之病症。

循行路线 足阳明胃经起于鼻翼两侧，上行至鼻根部，旁行入眼内角会足太阳膀胱经，向下沿鼻的外侧，进入上齿龈内，复绕过口角左右相交于颏唇沟，再向后沿着下颌出太阳穴，沿下颌角，上行耳前，经颧弓上行，沿着前发际，到达前额。

其支脉从大迎穴前方下行到人迎穴，沿喉咙进入缺盆，向下通过横隔，属于胃，络于脾。

缺盆部直行脉：从缺盆下行，沿乳中线下行，夹脐两旁，至气冲。

胃下口分支：从胃下口幽门处附近分出，沿腹腔深层，下行至气冲穴，与来自缺盆的直行脉会合于气冲。再由此斜向下行到大腿前侧；沿下肢外侧前缘，经过膝盖，沿胫骨外侧前缘下行至足背，进入第二足趾外侧。

胫部分支：从膝下3寸足三里穴分出，下行至第三足趾外侧端。

足背分支：从足背分出，进入足大趾内侧，与足太阴脾经相接。

胃经对应症 本经属胃、络脾，并和心与小肠有直接联系。该经病症主要有胃脘痛、呕吐、腹部胀满、咽喉肿痛，口眼歪斜等。

活跃时间 早晨7~9点，是胃经当令的阶段。此时吃早饭，就像贵如油的春雨，帮助人体补充元气。

包括穴位 承泣、四白、巨髎、地仓，大迎，颊车，下关，头维，人迎，水突，气舍，缺盆，气户，库房，屋翳，膺窗，乳中，乳根，不容，承满，梁门，关门，太乙，滑肉门，天枢，外陵，大巨，水道，归来，气冲；髀关，伏兔，阴市，梁丘，犊鼻，足三里，上巨虚，条口，下巨虚，丰隆，解溪，冲阳，陷谷，内庭，厉兑，共45穴，左右合90穴。

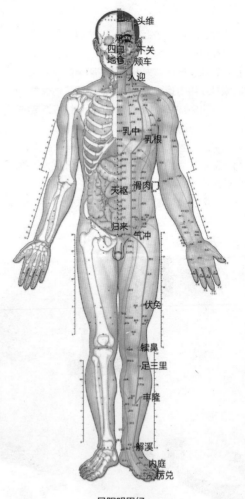

足阳明胃经

调理肠胃 天枢穴

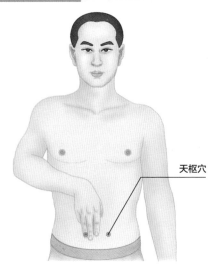

天枢穴

现代人由于各种各样原因，经常受到消化不良和排泄不畅的困扰，如胃胀、便秘、腹泻、腹痛等等，让人极其难受，不但对身体健康不利，情况严重的还会影响到工作、学习。遇到这种情况，可以按摩天枢穴，该穴能够有效刺激并调整肠胃的蠕动，起到良好的改善作用。

取穴 仰卧或正坐，双手手背向外，拇指与小指弯曲，中间三指并拢，以食指指腹贴于肚脐，无名指所在的位置即是。

按摩方法 双手掌心向下，以食指、中指、无名指三个手指头垂直下按并向外揉压，施力点在中指指腹。每天早晚各按1次，每次揉按3分钟。

调和脾胃 足三里

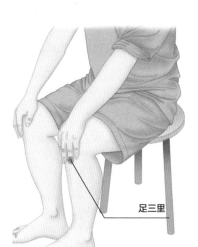

足三里

《灵枢》："邪在脾胃，则病肌肉痛，阳气有余，阴气不足，则热中善饥；阳气不足，阴气有余，则寒中肠鸣腹痛。阴阳俱有余，若俱不足，则有寒有热。皆调于足三里。"如果遇到胃腹闷胀、吐酸、呕吐、腹泻、便秘等症状。只要经常按摩足三里穴，就能够达到治疗保健效果。

取穴 正坐，屈膝90°，手心对髌骨(左手对左腿，右手对右腿)，手指朝向下，无名指指端下方与中指平行处即是该穴。

按摩方法 用中指的指腹垂直用力按压穴位，有酸痛、胀、麻的感觉。每天早晚各揉按1次，每次3分钟。

第五章 经络运动调养脾胃战略

201

经常搓耳朵可以养生保健，因为耳朵是身体的缩影，身体的每一部分，在耳朵上都有相应的穴位，搓耳朵相当于全身按摩。按摩耳朵不仅可调补脾胃，还能养起到强身健体、延年益寿的作用。

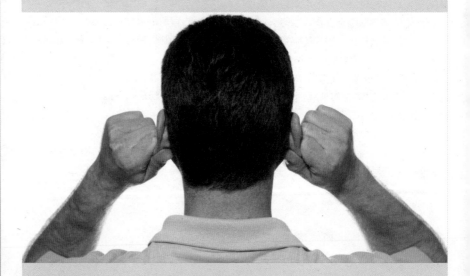

搓耳养脾胃法

功效

活血通络、健运脾胃，醒脑聪耳，起到补先天以养后天的功效。

搓耳法分类

➔ **直接搓耳根法：**用食指在前、拇指在后，贴于前后耳根处，揉3分钟，以耳根透热为度。

➔ **双手拉耳法：**双手握空拳，用拇指、食指捏住耳垂往下拉、拇指在后，食指弯曲在前，拉100次左右。然后两手的食指、中指叉开，中指在前，食指在后搓耳根，一上一下1次，共搓100次左右。

➔ **按摩耳廓法：**双手拇指与食指按摩耳部，从上往下拉，9个节拍，每个节拍4次。食指与中指夹住耳根上下来回往返搓揉，9个节拍，每个节拍4次。

☺ 健康小提醒

1. 以使耳廓皮肤略有潮红，局部稍有烘热感为度。每日早、晚各一次，搓后有神志清爽、精力倍增、容光焕发的感觉。

2. 耳朵上有痛点，就说明身体与耳朵痛点相对应的部位发生了病变，如发现了压痛点，按摩时对压痛点应加大力度搓揉。

搓耳调脾胃好处多

中医认为手心、脚心出汗大多是脾失运化、脾胃湿热造成，而按摩手心上脾胃相应的反射区，也可以调养脾胃。

所谓手心，即手掌的中心部分，即定位在劳宫穴以及包括脾、胃、大肠等反射区的区域。揉手心调养脾胃主要就是按揉这几个区域。

揉手心养脾胃法

功效

刺激脾胃阳气生发，同时对过度疲劳很有效，能不断提高人体的免疫力，强身健体，益寿延年。

揉手心步骤

➡ **找穴：** 劳宫穴在手掌心，当第2、3掌骨指尖偏于第3掌骨，握拳屈指的中指尖。

➡ **按揉：** 用右手拇指按压左手劳宫穴，右手其余指顶住手背，按摩3分钟，每天2次。双手都要按揉，交替进行。

➡ **对合推揉：** 推按手掌对合正中线，也是养身健体的重要途径。先手掌，后手背，从中指指根正中线推向腕部中点处，对合推揉100次左右。每天1次，长期坚持。

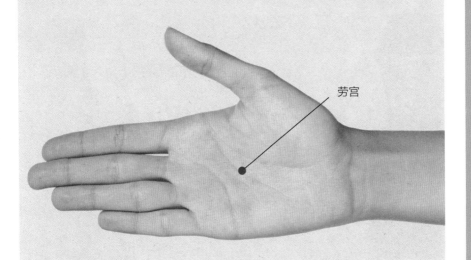

劳宫

☺ **健康小提醒**

1. 手心的劳宫穴也可以用小木棒来点压，而脾、胃、大肠区用另一只手的大拇指按揉就可以。

2. 五指连心，内属脏腑，经络相通，信息传递。因此，除了按揉手心外，常捏食指也能起到帮助消化、强健脾胃的功效。

足太阴脾经经过身体的腹部，中医认为腹部为"五脏六腑之宫城，阴阳气血之发源"。按摩腹部不仅调节脾胃，还能预防便秘。

腹部是六腑的所在位置，其生理功能是饮食的受纳、消化、吸收和排泄。唐代孙思邈曾经说"腹宜常摩，可祛百病"，做好腹部的保健，就可以增强消化系统的功能，还能防治各种疾病。

摩腹养脾胃法

功效

减掉小肚子，缓解便秘，促进肠胃蠕动，理气消滞，增强消化功能并防治胃肠疾病。

摩腹法步骤

➡ **准备：** 首先搓热双手，然后双手相重叠，置于腹部，以肚脐为中心。

➡ **按摩：** 用掌心按顺时针方向由小到大按摩36圈，再逆时针方向由小到大按摩36圈。

➡ **按摩力度：** 按摩时力量要轻柔均匀，呼吸要保持平稳，每次半小时左右。

➡ **重点刺激：** 也可以在摩腹的基础上，重点对腹部穴位进行刺激，以增强保健功效。以拇指或食指、中指依次揉中脘、梁门、天枢、大横、关元等穴。每个穴位20秒左右。

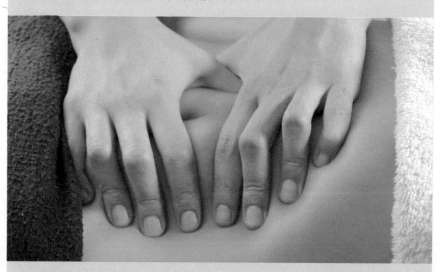

☺ 健康小提醒

1. 在摩腹时，如果出现腹内温热感、饥饿感或产生肠鸣、排气等，属于正常反应，不要过于担心。

2. 如果腹部存在化脓性感染，或者腹部有急性炎症的，不要进行摩腹运动。此外，腹部有癌症的人也不要进行按摩。

3. 如果是洗澡后按摩腹部，一定要注意避免吹电风扇和空调，适当保暖。

叩齿吞津是养生家都十分提倡的保健方法，这种方法操作简单，不限制时间、地点，效果良好。每天坚持下来，还能达到调理脾胃的作用。

冷谦在《修龄要旨》说："齿之有疾，乃脾胃之火熏蒸。每晨睡醒时，叩齿三十六遍，以舌搅牙龈之上，不论遍数，津液满口方可咽下。每作三次乃止。"现代医学研究证实，叩齿能对牙周组织进行生理性刺激，增强牙周组织的抗病和再生能力，使牙齿更坚固。

叩齿养脾胃法

功效

叩齿健脾胃表现在两个方面，一是叩齿能保健牙齿，牙齿健康了，食物就能被充分咀嚼，帮助胃减轻负担；二是叩齿催生唾液，吞咽有助于减轻脾胃负担。

叩齿法步骤

准备：全身心放松，集中精神，心神合一。然后调匀呼吸，鼻吸口呼，轻吐三口气。

叩齿：口唇轻闭，上下门牙先叩击 9 次，之后左侧上下牙齿叩击 9 次，右侧的上下牙齿再叩击 9 次，最后上下门牙叩击 9 次。

搅舌：将舌头沿着上下牙床、牙龈、牙面来回搅动，顺时针、逆时针各 9 次。

咽津：口中津液增多后，做漱口动作 20 次左右，将津液分 3 次缓缓咽下。

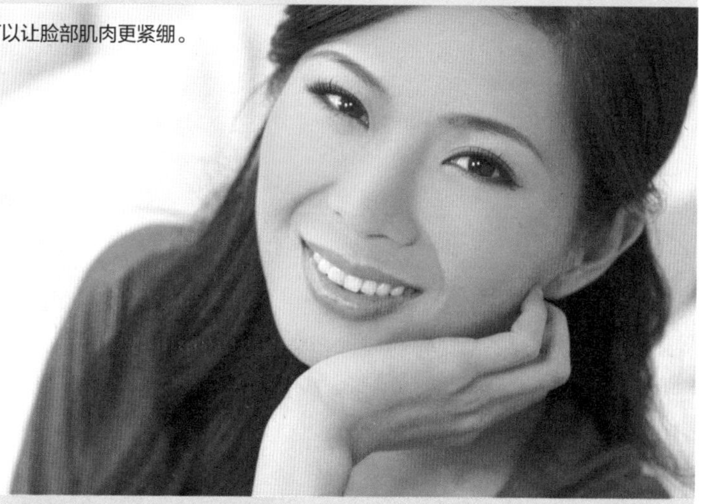

● 经常叩齿还可以让脸部肌肉更紧绷。

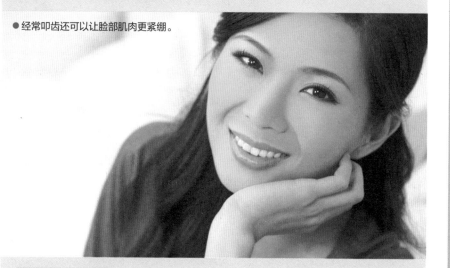

☺ 健康小提醒

1. 叩齿法一般在每天早起前或晚上睡眠前进行。每天坚持下来，就能达到调理脾胃，固齿的作用。
2. 注意在吞咽津液时，意念一定要守住丹田，感觉要把唾液送到丹田一样。

现代人很多都缺乏运动，不是饮食不规律，就是精神压力太大，很多人的脾胃功能因此而衰弱了，常出现一些消化方便的疾病。如果实在太忙，就多活动脚趾吧。因为大脚趾是足太阴脾经的起点，第二、三脚趾则是足阳明胃经必经之地。经常活动脚趾便可刺激脾胃二经。所以，对脾胃虚弱的人来说，经常活动脚趾及脚部就能起到很好的健脾养胃作用。

动脚趾养脾胃法

功效

调理脾胃虚弱、防治消化不良，腹泻、口臭、便秘等。

动脚趾分类

→ **单脚上翘下压：** 站立，一手扶着椅子，对侧腿抬起。以踝关节为中心，将脚往上翘起，然后下压。上翘、下压为1次，

重复20次，换另一侧。

→ **踮脚站立：** 双手扶椅背，双腿并拢伸直，抬起脚跟用脚尖撑地，坚持1分钟然后落下双脚。重复5~10次。

→ **脚趾夹物：** 试着用第二、三脚趾将双脚附近的一些物品依次夹起，熟练后可将脚抬起，将夹起物递给手。

● 用脚趾夹东西，可以反复练习。

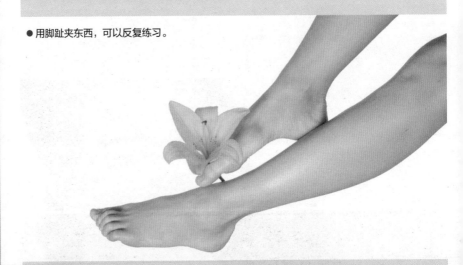

☺ **健康小提醒**

1. 如果平时工作很忙，可以边工作边用脚趾抓地，或者上下左右活动脚趾，每次5分钟即可。

2. 很多人晚上下班回家后，感觉很累。这时可以先用热水泡脚半小时，然后用手按捏脚趾10分钟。

3. 在活动脚趾的时候，可以顺便把小腿内侧的脾经以及外侧的胃经一并按摩了，都可以起到健脾养胃的作用。

"饭后百步走，活到九十九"是大家耳熟能详的谚语，可见饭后散步好处甚多。双腿和双足是足三阳经和足三阴经的必经之地。经常散步可通经活络，对调养脾胃、肝肾都有很大帮助。

散步是一种健身运动，可以健化四肢，由于脾主肌肉、主四肢，因此散步对于脾胃的运化有很好的保养作用。除此外，散步时全身血液循环加快，使大脑的血流量增加，神经细胞的营养得到改善，可以让精神和心理紧张的人得到放松，对消除疲劳、保养身体以及提高学习和工作效率均是有帮助的。

散步调脾胃效果好

散步养脾胃法

功效

促进消腺的分泌，加强肠胃蠕动，提高消化吸收能力，促进血液循环。

散步步骤

➡ **准备：** 选择路面平整、风景宜人、空气清新的路段，并选择一双舒服的鞋子。

➡ **步速：** 步行速度分为慢速、中速和快速。慢速每分钟约60步，中速每分钟为80步，快速为每分钟90步以上。

➡ **呼吸：** 步行时，排除杂念，步履轻松。最好配合腹式呼吸，如3步一吸，5步一呼。

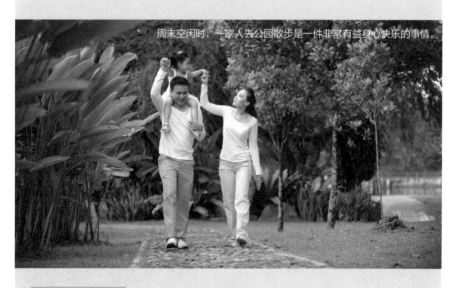

周末空闲时，一家人去公园散步是一件非常有益身心快乐的事情。

☺ 健康小提醒

1. 患有胃下垂、严重心脑血管疾病的人，不要饭后立刻散步，应休息一会儿再活动。

2. 散步时，配合搓双手、揉腹、抓头皮、拍打全身等动作，健脾胃效果更好。

3. 散步最好是每天都坚持，保证在30~45分钟，当天气不好时，出现阴霾、雨雪天气时，可以在楼道里爬楼梯。

慢跑又称健身跑、放松跑，就是轻松步调的跑步，简便易行，无需任何体育器械。研究认为，慢跑是锻炼心脏和全身的好方法。

慢跑时的供氧量比静止时多8倍左右，除了可以改善脾胃病患者的不适症状外，对改善晕、头痛、失眠等病症都有一定的作用。

慢跑养脾胃法

功效

不但能调养脾胃，还能增强心肺功能、耐力，并对全身肌肉有明显的锻炼效果。

慢跑步骤

准备： 跑前可以做深呼吸，活动一下关节，也可以做做徒手操，唤醒全身的运动细胞再进行慢跑。选择慢跑的路段要平坦，环境要幽美，空气清新，穿着舒适、宽松。

方法： 慢跑时，全身肌肉要放松，两手微微握拳，上臂和前臂弯曲成近直角，两臂自然前后摆动，上体略微前倾，全身肌肉放松。两脚落地要轻，前脚掌先着地。

结束： 慢跑即将结束时，要逐渐减慢速度，不可突然停止。如出汗较多，要及时擦干，适量饮水，休息20分钟后沐浴。

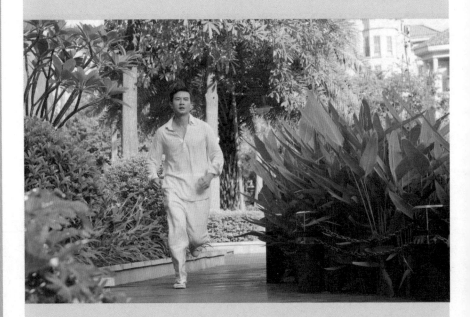

☺ 健康小提醒

1. 应注意脾胃病患者不宜在饱餐后或饥饿时慢跑。
2. 慢跑时每分钟心率不超过（220-年龄）X（60%~80%）为度。
3. 好的慢跑鞋重量要轻，要软，但是鞋底要经得起反复撞击才行。

瑜伽是一个通过提升意识，帮助人类充分发挥潜能的体系。瑜伽姿势运用古老而易于掌握的技巧，改善人们生理、心理、情感和精神方面的能力，是一种达到身体、心灵与精神和谐统一的运动方式。

脾主运化，是后天之本，在此介绍三个针对性瑜伽动作，可达到保养肠胃，有利肠胃消化的目的。

瑜伽养脾胃法

功效

改善呼吸，有益腹腔所有器官。刺激肠胃蠕动，促进消化。

瑜伽三体式

⊙ **船式：** 双脚屈膝坐于瑜伽垫上。待身体保持稳定，挺胸伸直脊椎微收下巴，向上伸直双脚，眼神平视前方，停留3至5个深呼吸。

⊙ **蝗虫式：** 身趴在瑜伽垫上，面朝下、手心朝下。缓慢吐气将胸部、腹部、臀大肌与大腿往上提，保持3~5个深呼吸后放松，连续3次。

⊙ **脊椎扭转式：** 弯屈膝盖坐在坐骨上，另一只脚跨在大腿外侧，臀部尽量贴近瑜伽垫。慢慢吐气伸直脊柱，将身体往右侧转动至极限，停留3~5个深呼吸，收下巴眼睛看肩膀斜下方地板。

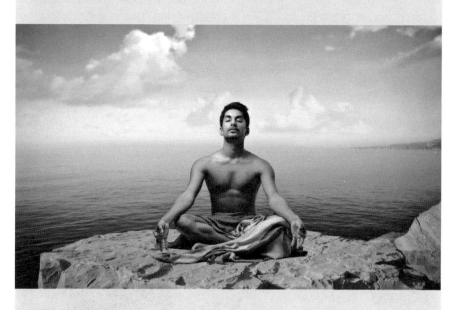

☺ **健康小提醒**

1. 练习瑜伽前一定要热身，即一些准备动作，否则容易对身体造成伤害。
2. 练习瑜伽时，每个动作一定都要保持3~5次呼吸，练习瑜伽后应该感觉心情的愉悦而不是身体酸累。
3. 饭后3小时候练习。练习结束后1个小时之后再进食或沐浴。

太极拳含蓄内敛、连绵不断、以柔克刚、急缓相间、行云流水的拳术风格，让修炼者的意、气、形、神逐渐趋于圆融一体，可起到调节体内阴阳，还能令全身气血畅的作用。通过对气血的调节，可对脾、胃、肾、肝等起到藏静化血的功效。

十二式太极拳

功效

可治疗慢性胃炎、胃下垂、结肠炎等慢性疾病及腹胀、纳差、便秘、腹泻等脾胃病症。

具体动作

➡ **深呼吸：** 直立，挺胸收腹，做深呼吸3次。

➡ **摆臂：** 双臂用力后摆，同时顺势弯腰，使面部尽可能靠近膝部，随即直身，双臂前摆并举过头顶，然后再次弯腰并向后摆臂，快速做4~8次。

➡ **踢手：** 分腿直立，两臂向前平伸，先踢右腿，用脚踢左手，还原后换左腿踢右手。注意双腿不要弯曲且身体保持直立。左右各做8次。

➡ **下蹲：** 两腿并拢站好，挺胸，收腹，紧腰，随即吸气，两臂向前平伸，身体下蹲，臀部紧靠脚跟上。重复练习8~16次。

➡ **前倾：** 立正站好，向前迈出一条腿，略微弯曲。双手十指交叉，两臂向上伸直，然后上身前倾，另一条腿绷直，向上伸拉脊柱。完成1次后换腿再做。重复练习8~16次。

➡ **起跑姿势：** 做起跑姿势，两腿一前一后绷直，双臂前伸，手指着地，身子尽可能向前弯至膝部，呼气，然后慢慢抬起身子。两腿交替重复练习。

➡ **抬腿：** 立正站好，双手叉腰，收腹，紧腰，挺胸，同时一腿向后抬，稍停。然后将后抬的腿放下还原。两腿交替重复练习8~16次。

➡ **摸脚摸背：** 蹲下，左手向后摸自己的右脚，右手从上面向后摸自己的背部。换另一只手再做，重复练习8~16次。

➡ **抬头：** 站好，两腿稍分开，左臂向上伸直，左膝弯曲，同时抬头看举在上方的手。两腿交替各做8~16次。

➡ **转体：** 两脚开立，与肩同宽，上体前屈与下肢呈90°，两手交叉放在头后，然后上体向右侧转，再慢慢侧转回来。重复练习8~16次。

➡ **触踝：** 立姿，两腿稍分开，身体前倾，右手掌触摸左脚踝，同时高举左手，换另一侧练习。重复8~16次。

➡ **弯腰：** 两脚开立，大于肩宽，向前弯腰，两臂在身前交叉，然后再分开。自然呼吸，让身体在这一姿势中放松，然后慢慢起身，结束动作。

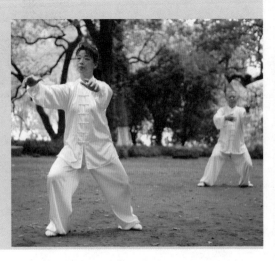

胃病患者适度运动，除能促进血液循环、强健肌肉，还可辅助治疗胃病。但不宜选择剧烈运动，可选择从事散步、太极拳、瑜伽、慢跑等温和的运动。

♥ 适合胃病患者的体操

腹式呼吸。每天做10次，慢性胃炎、胃溃疡患者适用。

◐ 步骤1 仰卧，膝盖微屈，双手放在肚脐上。

◐ 步骤2 吸气抬臀，用脚尖撑起身体。

◐ 步骤3 呼气，放下臀部。

腹促进肠胃蠕动的体操。每天清晨醒来，起床前做10次，慢性胃炎患者适用。

◐ 步骤1 仰卧，双手枕于头后，屈膝。

◐ 步骤2 左膝往左侧床面倒，左大腿贴紧床面。

◐ 步骤3 回到步骤1。

◐ 步骤4 右膝往右侧床面弯，右大腿贴紧床面。

全身运动。可搭配腹式呼吸运动，四肢和躯干轻松地运动，胃溃疡患者要避开腹肌的运动。

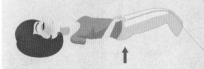

♥ 胃下垂患者的运动疗法

胃下垂患者不适宜做剧烈、爆发力强的运动。运动的重点，以加强肌肉的收缩能力、促进血液循环为主，藉此增强腹部韧带的弹性和肌力，促进胃肠的蠕动。

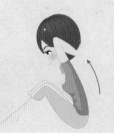

适合的运动项目：

◐ **仰卧起坐**。仰卧起坐能增强腹肌和腰部肌肉的收缩能力，可以促进肠胃蠕动、帮助消化。

◐ **空中脚踏车运动**。平躺，双腿抬高，做腾空骑脚踏车的动作。

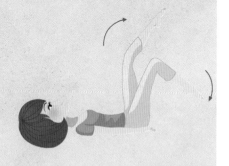

♥ 胃下垂患者的运动方式

只要可以锻炼身体，不造成内脏撑托肌负担的运动，都是胃下垂患者可以尝试的运动，例如散步、太极拳、锻炼腰腹肌的体操皆可，游泳也是很适合胃下垂患者的运动。

♥ 胃病患者运动注意事项

饭后不宜运动。因为用餐后血液集中胃部，进行密集消化工作，这时如果运动将会影响消化过程，造成消化不良、腹痛。

即使是温和的散步，仍会造成消化道缺血，影响消化功能，建议运动时间应安排于饭后2小时。

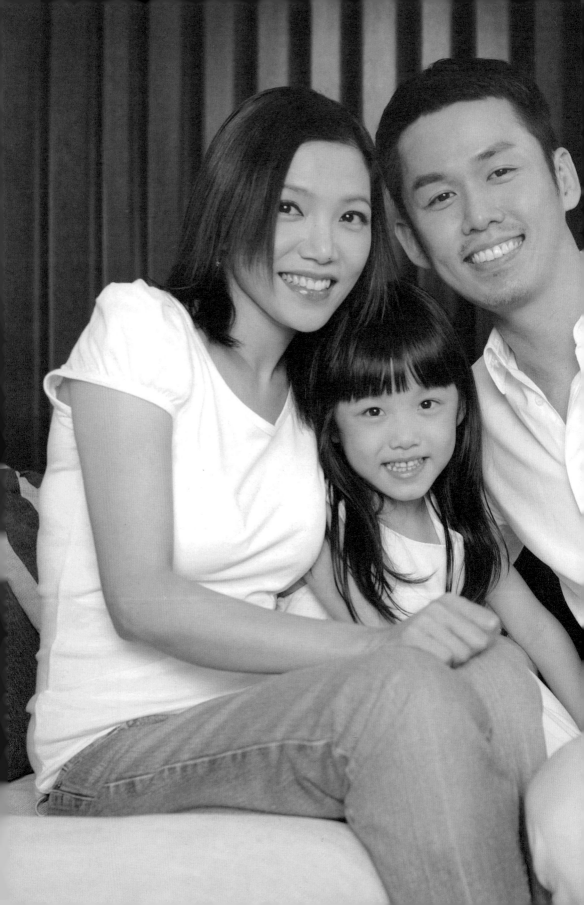

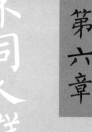

第六章 不同人群调养脾胃方案

脾胃养好不生病，人人健康乐无忧

中医认为，饮食不节、情志失调和劳逸失度，都会影响脾胃健康。如烟酒过多、饮食不洁、辛辣厚味、熏烤盐渍、暴饮暴食、久坐少动、熬夜失眠、易怒暴躁、压力过大等，这些都是现代人脾胃失调的高发病因，特别是老人、儿童、白领、熬夜族等人群。无论何人都要积极调养脾胃。

儿童养脾胃，助消化，长得好

儿童的脾胃比较虚弱，容易发生消化不良和便秘等问题，并且肠壁肌肉层比较薄，黏膜血管比较丰富，屏障作用差，容易感染脾胃疾病，出现腹泻等症状。

⊙ **儿童脾胃虚弱的病因** 长期饮食不规律、过食生冷食品、长期服用抗生素或是某些疾病（如慢性肺炎）后引起。

⊙ **儿童脾胃虚弱的表现** 多数孩子面色发黄或面部色素沉着不均匀、头发稀疏、消瘦、指甲脆薄有白点，还有经常出现发作性脐周疼痛，时轻时重。有的孩子还会大便次数多、量大，食后即便。

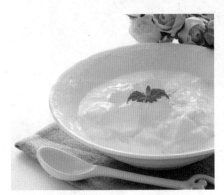

脾胃虚弱偏内寒的孩子不可过多食用酸奶，以免破坏肠道酸碱平衡。

⊙ **儿童脾胃虚弱如何调理**

1	合理喂养得当，少吃油腻生冷、油炸、辛辣等食物，避免伤胃。
2	避免滥用清热泻火类药物，如板蓝根冲剂、清热泻火口服液等，以免苦寒伤胃。
3	不让孩子多吃零食，纠正孩子挑食偏食的习惯。
4	每餐饭定时定量，避免让孩子过饥或过饱。
5	从小养成爱清洁、讲卫生的好习惯，不吃不洁净的食物。

♥ **儿童脾胃虚弱推荐食物**

山药	山楂	南瓜	草莓	番茄

 专家这样说

给儿童推拿捏脊

推拿捏脊可调整胃肠机能，健脾助消化和强壮作用，可以改善食欲、预防感冒、增强体质。做法：用双手的中指、无名指、小指握成空拳状，拇指伸长，食指半屈，然后捏起儿童背部皮肤约0.5～1厘米，从下往上推进。如此反复，每天早晚各1次。

很多女性都有脾胃不好的情况，女人脾胃不好不仅身体健康有问题，还容易出现各种衰老症状，如平乳垂臀、黄脸婆、肥胖等，此时必须及时调养强健脾胃。

女人脾胃失调的病因 天气变冷、压力过大、劳累过度、忧思日久，损伤脾土，或抵抗力不足，素体虚弱等原因造成。

女人脾胃失调的表现 容易疲倦、腹部肥胖、四肢不温、胃痛隐隐、大便稀溏，或四肢浮肿、畏寒喜暖、小便清长且不利、白带清稀而多、舌淡胖嫩、舌苔白润、脉沉迟等

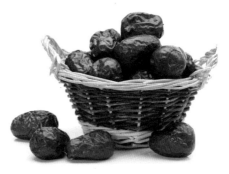
脾胃虚弱的女性可以每天吃三四个红枣，可补益脾胃，养血养颜。

女人脾胃失调如何调理

1 饮食应有规律，三餐定时、定量、不暴饮暴食。

2 荤素搭配，常吃蔬菜水果，以满足机体需求和保持大便通畅。

3 有虚寒胃痛的病人要注意保暖，避免受冷。

4 感到胃脘部发冷，可及时服用生姜茶。

5 保持良好的情绪，生气、忧思等会导致食欲下降、腹部胀满、消化不良等。

女人脾胃失调推荐食物

糯米	红薯	牛奶	生姜	乌鸡
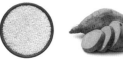				

专家这样说

现在社会对女性的要求越来越高，生活忙碌，心理压力大，精神时刻紧绷，脾胃虚弱的女人越来越多。可在晚间睡觉之前，躺在床上用两手按摩上下腹部5~10分钟，这样可以助脾运，去积滞，通秽气，对脾胃有良好的保健作用。

女人养脾胃，血色润，不衰老

男人养脾胃，身体强，保健康

现代社会节奏快，竞争大，作为社会和家庭支柱的男性自然承担着较大的压力。平时不注意饮食、运动、情绪等调养，就容易出现脾胃方面的健康问题。

⊕ **男人脾胃失调的病因** 如今职场竞争激烈，男人每天面对更大的压力，容易劳累过度、忧思日久，饮食不节、吸烟饮酒、缺乏锻炼等原因均会造成脾胃失调。

⊕ **男人脾胃失调的表现** 食欲不良、困倦失眠、头昏脑胀、腹部肥胖、饮食减少、胃痛、呃逆、食后脘闷不舒、舌淡苔白、脉细弱等。

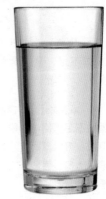

每次进餐前1小时喝水，餐后立即喝水会稀释胃液。

⊕ **男人脾胃失调如何调理**

1	饮食有规律，不可暴饮暴食，以免身体肥胖。
2	适当运动可缓解压力，能增强体质，增加胃肠功能。
3	不吸烟，吸烟会使胃部血管收缩，影响胃壁细胞的血液供应。
4	保证充足睡眠，长期缺睡会让脾胃受损。
5	避免酗酒，饮酒过量，轻则腹胀不消，不思饮食，重则呕吐不止。

♥ **男人脾胃失调推荐食物**

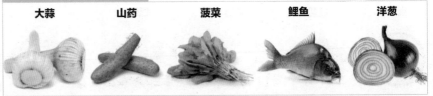

大蒜　　　山药　　　菠菜　　　鲤鱼　　　洋葱

专家这样说

中医认为"思可伤脾"。就是思虑过度，易伤脾胃。脾胃功能失衡容易引起消化、吸收和运化的障碍，久而久之，气血生化不足，神疲乏力、心悸气短、失眠健忘、形体消瘦，严重时会导致神经衰弱、胃肠神经官能症、溃疡病等。因此，男人平时要注意性格、情操及道德的修养，做到心胸豁达。

人之中年后，身体各方面的机能开始逐渐衰退，脾胃功能自然日益下降，对食物的消化和吸收功能减弱。另外，由于运化能力减弱，体内的毒素和废物不能及时排出，因此中老年人更要积极预防脾胃疾病，而且只有把后天之本的脾胃调理好了，才能减少疾病，延年益寿。

⊕ 中老年人脾胃衰弱的病因　人到中老年，随着衰老，脾胃功能同样是日渐衰退，如饮食不当、营养失衡、脏腑失调、休息不足、缺乏运动等都会造成脾胃衰弱。

⊕ 中老年人脾胃衰弱的表现　厌食、食少腹胀、胃部饱胀、少气懒言、口臭、大便干燥、机体倦怠、面色萎黄、免疫力差等。

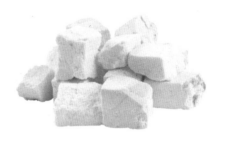

中药茯苓具有健脾强胃功效，可用来泡茶煮粥。

⊕ 中老年人脾胃衰弱如何调理

1　饮食要尽量清淡，容易消化，少吃油腻食物。

2　多补充维生素和钙质，提高身体的免疫力，增加蔬果摄取量。

3　中老年人肠道内普遍缺乏有益菌，可以多喝些酸奶。

4　进食温凉适当，切记过热或者过凉，否则均会伤粘膜，寒伤脾胃，运化失调。

5　适当运动，运动可促进消化，增进食欲，使气血化源充足，精、气、神旺盛。

♥ 中老年人脾胃失调推荐食物

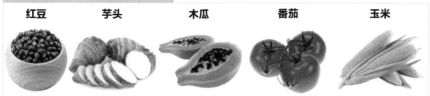

| 红豆 | 芋头 | 木瓜 | 番茄 | 玉米 |

专家这样说

中老年人的脾胃调理，还要重视精神调养、生活起居调养。在日常生活中，要保持心情愉快，心胸开阔，多运动，在条件许可的情况下适当外出旅游，可以从事一些不太剧烈的有氧运动，如太极拳、八段锦等。

中老年养脾胃，少生病，益延年

上班族养脾胃，营养足，精神好

在职场拼搏的上班族，早饭遗忘在匆忙间，午饭简单对付，晚上"大吃大喝"，睡前来点夜宵，健康的消化系统往往就会在这样的饮食习惯中被破坏。不仅如此，情绪紧张、压力过大等都会导致胃肠蠕动减慢、消化液分泌减少，出现胃部不适症状，从而诱发胃肠疾病。

⊕ **上班族脾胃失调的病因**　现代上班族长期对着电脑工作，久坐活动量极少，休息不足，饮食失调，有时不吃早餐，午餐常常用快餐、方便面等应付，长此以往必然脾胃虚弱。

⊕ **上班族脾胃失调的表现**　消化不良、神疲乏力、容易打嗝胃胀、疲倦困乏、忧思过虑、缺乏食欲、吃不下、失眠多梦等。

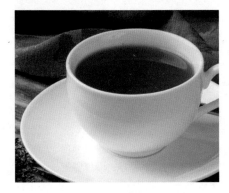

红茶是有暖胃效果的。

⊕ **上班族脾胃失调如何调理**

1	三餐定时、定量，尤其是早餐不可随便应付。
2	饮食以低热量为主，尽量少吃脂肪类食物。
3	多吃富含钙质、维生素，并有抗辐射和保护眼睛作用的食物。
4	工作之余多运动，避免虚胖。
5	多吃富含维生素和膳食纤维的食物，并且多喝水，促进肠道蠕动。

♥ **上班族脾胃失调推荐食物**

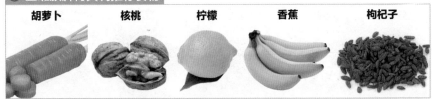

胡萝卜	核桃	柠檬	香蕉	枸杞子

专家这样说

　　工作休息时，可以按摩风池穴、后溪穴、中渚穴等，放松全身肌肉，或者做一些原地踏步、蹲起等运动，促进血液循环。最好每天安排半小时以上的有氧健身运动，比如慢跑、打球、爬楼梯等，还可以因地制宜进行锻炼。

熬夜对于很多人来说已经成了习惯，有些人是为了工作，有些人是为了娱乐。但只要是熬夜，终究会对身体健康不利，会损坏视力、肝脏，引起各种脾胃病症。

熬夜族脾胃失调的病因　正常来说，每天晚上11点左右，人体会自动进入睡眠状态，此时肠胃蠕动速度也会减慢并逐渐进入休息状态。如果熬夜，脾胃就必然得不到应有的休息，并会继续保持工作状态，因此经常熬夜的人，脾胃肠道会由于超负荷工作，出现失调虚弱。

熬夜族脾胃失调的表现　容易倦怠、神色疲倦、皮肤干燥、视力下降、常便秘、黑眼圈等。

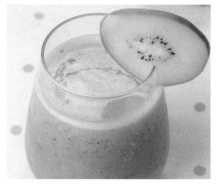

晚餐时喝一杯猕猴桃，可为夜间补充维生素和水分，缓解眼部疲劳。

熬夜族脾胃失调如何调理

1　为了身体健康，减少熬夜次数，晚饭吃易消化的粥、面等主食。

2　熬夜期间避免喝咖啡或者浓茶，以及吃生冷、油腻食物。

3　平时适当补充B族维生素、维生素C，缓解疲劳和精神压力。

4　晚餐不要吃甜食，也不宜吃得太饱，以免加重脾胃的负担。

❤ 熬夜族脾胃失调推荐食物

| 猪肝 | 奶酪 | 胡萝卜 | 百合 | 鸡蛋 |

专家这样说

　　出于工作的需要，不得不加班熬夜的人，可以辅以肠胃按摩、热敷来改变脾胃不适的情况，减少熬夜对身体的伤害。在临睡之前，把手掌放在腹部，先顺时针按摩5分钟，再逆时针按摩5分钟。按摩不仅能帮助紧张的肠胃放松，而且对腹胀、肠鸣等都有缓解作用。

熬夜族养脾胃，利消化，睡得安

第七章

春夏秋冬调养脾胃指南

四季轮回不停息，脾胃安康最有福

春季，谓之发陈，是推陈出新，生命萌发的时令；夏季，谓之蕃秀，是自然界万物繁茂秀美的时候；秋季，谓之容平，自然景象因万物成熟而平定收敛；冬季，谓之闭藏，是生机潜伏、万物蛰藏的时候。四季变化与人体的健康息息相关，进行脾胃调养也要四季各有侧重。

春养脾胃补阳气

春季天气逐渐转暖，万物复苏，整个自然界生机勃勃，但也是百病易发的时候，如果不注意对脾胃进行保养，如过多进食黏硬、辛辣、肥甘味厚的食物，或吃得过饱，使胃难以负重，就可能损害脾胃肠道功能。

以中医观点来看，春季和肝的关系较密切。如果肝气不舒，就会衍生出脾胃相关疾病。脾胃虚弱者在春季时须注意下列事项：

🔍 注意身体保暖

春天早晚气温变化大，如果脾胃不小心受寒，很容易发生胃肠疾病。对慢性胃炎、胃溃疡人群来说，腹部受凉也会让原本的病情加重，甚至转为胃穿孔、大出血等急性症状，所以一定要注意保暖。

🔍 多吃味甘的食物

古代养生著作《摄生消息论》认为："当春之时，食味宜减酸益甘，以养脾气。"春季饮食应以养肝为先，多吃甜食有利于加强肝、脾、胃的功能。春季应当进食的甜味食物主要有蜂蜜、花菜、胡萝卜等。另外，不能吃太多的酸味食物，更不能过食大辛大热如羊肉、狗肉等食物，否则耗气伤阴。

🔍 选择养胃的食物

春季万物复苏，人的胃也最活跃，易胃口大开，吃得多且杂，饮食不当就可能引发胃溃疡，因此春季尤其需要对胃部进行保养。百合、小米、山药、大枣等食物都是养胃的理想选择。

🔍 忌多食辛辣食物

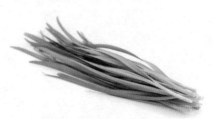

春天宜多吃性温味甘的食物，烹调时可适量运用辛香蔬菜以提振食欲。

春季阳气升发，过多吃辛辣食物，过度发散阳气，会加重体内的阳气上升、肝功能偏亢，人容易上火伤肝，而此时的胃部也处于虚弱状态。如果食用温热、辛辣的食物，必定有损胃气。

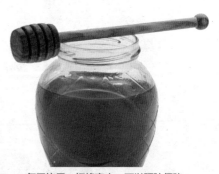

每天饮用一杯蜂蜜水，可以预防便秘。

📷 春季养脾胃宜吃的食物	
食物类别	推荐进补食物
谷类、坚果类	紫米、高粱、燕麦、绿豆、扁豆、核桃、栗子
蔬菜、水果类	南瓜、扁豆、山药、樱桃、苹果、菠萝
肉类、鱼类	牛肉、猪肚、鲫鱼、鲤鱼、鲈鱼、草鱼

🔍 春季调养脾胃生活要点

⮕ 保持定时定量的用餐好习惯。

⮕ 胃不好的人多吃喝一些小米粥、牛奶、白开水等。

⮕ 准备方便穿脱的御寒衣物，以免腹部受凉。

⮕ 做适量运动，运动后要注意适时休息。

🔍 适当按摩脾胃经络

很多人由于生活忙碌，饮食不规律等，脾胃本来就不好，春天如果不注意，更会引发相关疾病，脾经、胃经可起到健脾养胃的作用。早晨等车在地铁或者公交车上站立的时候，不妨双脚紧贴地面，与肩同宽，用脚趾反复练习抓地、放松，从而对脾胃经络形成松紧交替的刺激，以达到泻胃火的目的。晚上在床上，自己逆着脚趾的方向按摩脚趾，对脾胃虚弱、腹泻者有辅助治疗效果。

🔍 春季调养脾胃禁忌

⮕ **慎用大寒或苦寒药材、食材**。大寒之物可导致脾阳不振、脾气虚弱，可致食欲不振、恶心、呕吐、四肢清冷等病症。此类中药主要有玄参、龙胆、地骨皮等，食物主要有香蕉、柿子、空心菜等。而苦寒之物虽然能够清热泻火，但同时也有伤阴之弊，此类药材主要有黄连、黄柏、黄芩、栀子等。

⮕ **忌多喝饮料**。在果汁、汽水以及其他饮料中，一般均含有糖、糖精、电解质和合成色素等物质。饮用这些饮料后，在胃里停留时间较久，久而久之，很容易刺激胃黏膜，影响食欲和消化功能，而且通过血液循环，增加肾脏过滤负担，影响肾功能。同时，过多地摄入糖类会增加脂肪，导致人肥胖。

春季调养脾胃药膳

茯苓豆腐

材料 茯苓30克、枸杞子10克、豆腐500克。

调料 香菇、盐、料酒、淀粉各适量。

做法

1. 豆腐挤压出水，切成小方块，撒上盐；香菇、茯苓均切片。
2. 将豆腐块下入高温油中炸至金黄色，茯苓炸熟。
3. 清汤、盐、料酒倒入锅内烧开，加淀粉勾成白汁芡，下入炸好的豆腐、茯苓、香菇片、枸杞子炒匀即成。

功效解读 此菜有健脾化湿、和胃消食、降脂减肥等功效。

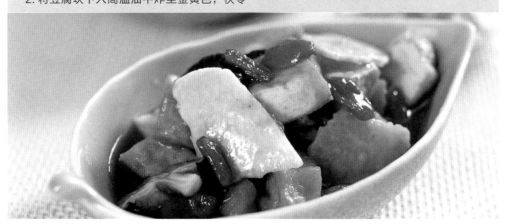

夏养脾胃正当时

夏季天气炎热，肤腠开泄，体力消耗比其他季节大。同时由于昼长夜短、睡眠不足等原因，常使人有"无病三分虚"的感觉。而且夏季更是脾胃最为虚弱的时节，容易出现腹胀，食欲减退，容易困倦等，所以当夏季到来的时候，一定要注意保养好我们的脾胃。

为适应夏季的气候和环境，夏季脾胃的保健，一般要注意以下几点：

🔍 适量多吃些醋

夏季气温高，出汗多，一方面人的唾液和胃里的消化酶分泌减少，食欲普遍下降；另一方面胃酸浓度降低，胃肠蠕动减弱，消化功能也随之减弱。食醋中含有氨基酸、有机酸的香味，能刺激大脑管理食欲的中枢，增进食欲，并促进消化液的分泌，提高胃酸浓度，有助于食物的消化与吸收。所以建议盛夏多吃点醋。另外，多吃醋还能解除疲劳，杀菌消毒，恢复精力。

🔍 适度摄取凉性食物

夏天脾胃不好的人群可以适度摄取绿豆汤、冬瓜汤等凉性食物，但是如果有不适症状，应立刻停止食用。冷饮和冰品会刺激胃黏膜，影响胃酸分泌，慢性脾胃病患者吃冰品，会导致胃病恶化。此外，因为夏天温度比较高，容易滋生细菌，要特别注意食品的储存与卫生，以免造成急性胃炎或幽门螺旋杆菌感染。

🔍 避免过度吹空调

对有脾胃方面疾患的人群来说，室内外温差太大，冷、热等强烈刺激会使胃酸大量分泌，造成胃痉挛、胃痛等疾病，所以室内外温差不宜过大。室温最好控制在26℃，睡觉的时候，记得在腹部盖上薄被，以免腹部受寒。

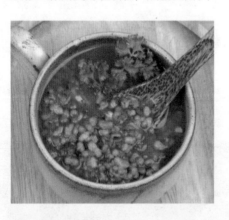

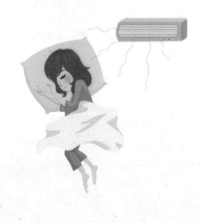

📷 夏季养脾胃宜吃的食物

食物类别	推荐进补食物
谷类、坚果类	薏米、玉米、高粱、绿豆、红枣、瓜子、西瓜
蔬菜、水果类	南瓜、莲藕、番茄、桃子、葡萄、西瓜
肉类、鱼类	牛肉、鸡肉、羊肉、鲤鱼、鲫鱼

夏季调养脾胃生活要点

→ 适当晚睡而早起，积极参加户外活动。

→ 饮食以清淡质软、易于消化为主，禁止多吃煎炸油腻、辛辣食品。

→ 学会控制情绪，忌烦躁生闷气，因躁生热，从而心火内生。

→ 高温炎热及三伏天不宜长时间运动。

→ 夏天喝茶茶，可起到养脾阳而除湿的作用。

要进行适度运动

由于气温比较高，身体为了散热，皮肤和血管处于紧绷的状态，血液流量较高，胃肠道的血液循环就比较慢，血流量比较少，抵抗力就比较弱。加上气候炎热，人们易生焦虑，慢性胃病患者要特别小心急性溃疡和胃炎的复发。因此一定要特别注意心情的起伏，可以在清晨或傍晚在比较凉爽的时候，做一些简单的运动，工作之余，

要适度休息，以免胃部血液流量越来 越少。

夏季调养脾胃禁忌

→**忌多吃寒凉食物、热性食物及调料。**夏季人的消化功能较弱，如果过多食用寒凉食物，容易诱发肠胃痉挛，引起腹痛、腹泻。而夏季人体普遍内燥外热，如果再食用热性食物及调料（八角、小茴香、桂皮、花椒、白胡椒、五香粉等），无疑会让人体虚火上升，还可能致疥疮。

→**忌吃大量烧烤、油腻食物。**吃烧烤和大量油腻食物会加重胃肠的负担，使大量血液滞留于胃肠道，胃肠道耗血过多，输送到大脑的血液便相对减少，此时人体会感到疲倦加重，更易引起消化不良。

夏季调养脾胃药膳

麦枣龙眼汤

材料 浮小麦30克、红枣5枚、龙眼肉10克。

调料 冰糖适量。

做法

1. 将红枣用温水稍浸泡，去核；浮小麦、龙眼肉洗净。

2. 将浮小麦、红枣、龙眼肉同入锅中，加水煮熟后，加入冰糖搅融即可。

功效解读 本品具有益气补血、健脾和中、敛汗固表的功效。

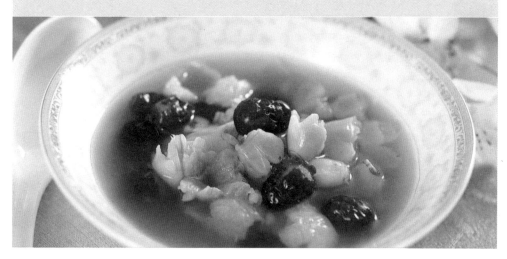

秋季是调养脾胃的最佳时机，因为此时自然界的阳气变化从"长"的状态转向"收"的状态。秋季补养脾胃既是对夏季损耗的弥补，也是冬季储存体能、积蓄能量的需要。

秋冬是养阴的季节，保养脾胃要多滋阴润脾胃，但同时应注意以下几点：

🔍 避免腹部着凉

秋天特别要小心脾胃受寒，身体一旦受到冷空气的刺激，容易导致胃肠收缩、痉挛，引起胃痉挛、胃痛、腹胀、消化不良等疾病。对本来就有脾胃疾患的人来说，腹部着凉会加重病情。所以秋季在外出时，要特别注意保暖，晚上睡觉时也一定要注意盖被。

🔍 饮食七八分饱

秋天相对来说，是食欲比较好的季节，所以要注意控制饮食，遵守"七八分饱"的进食原则，不要因为吃太多给身体带来太多的负担。秋季养脾胃多吃应季蔬菜，吃南瓜就对脾胃很有好处。

🔍 养成良好进食习惯

秋季需要注意饮食的卫生，不进不洁食物，食物宜温、熟、软，勿食或少食生冷食物，以"热不炙唇，冷不振齿"为宜。另外，吃饭时要有好心情，专心致志，细嚼慢咽，饭后不宜做剧烈运动或马上洗澡。

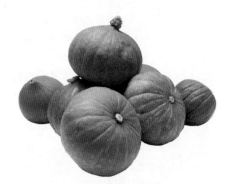

南瓜直接蒸熟了吃或者煮粥都很利于养胃。

🔍 胃病患者要注意饮食规则

在干燥的秋天，身体的水分特别容易蒸发，身体在缺乏水分的情况下，血管会较脆弱。尤其是对胃溃疡、胃下垂、胃出血等患者来说，要特别注意饮食、作息的规律性，以免加重胃部负担，导致病情恶化。

🔅 秋季养脾胃宜吃的食物	
食物类别	**推荐进补食物**
谷类、坚果类	小米、燕麦、玉米、栗子、核桃、莲子
蔬菜、水果类	苦瓜、黄瓜、冬瓜、白萝卜、猕猴桃、柚子
肉类、鱼类	牛肉、鸡肉、鸭肉、带鱼、鲈鱼

秋季调养脾胃生活要点

➔ 注意补水，秋天干燥，身体容易缺水，多补水。

➔ 对脾胃虚弱的人要特别注意饮食、作息的规律性，以免加重脾胃负担。

➔ 秋季脾胃功能容易减弱，粥可调节脾胃，立秋后早晨喝碗粥，可泻秋凉防秋燥。

➔ 要因人、因时、因地制宜，根据地理、季节、体质等选择适宜的食物。

秋季进补前先调理脾胃

秋季不宜马上进补，这是因为在酷暑难耐的夏季，人们均存在不同程度的脾胃虚弱，此时如果大量进食补品，会进一步加重脾胃负担，使长期处于"虚弱"状态的胃肠无法承受"突如其来"的补品，因此，秋季进补之前重要的是先调理脾胃，为更好地接受秋冬季节的补品做好准备。

秋季调养脾胃禁忌

慎食秋瓜防坏肚。有一句民谚"秋瓜坏肚"，是指立秋以后继续生食大量瓜类水果容易引发胃肠道疾患。夏天时大量吃瓜虽不至于造成脾胃疾患，却已使肠胃抗病力有所下降，立秋后再大量生食瓜果，势必更助湿邪，损伤脾阳而导致出现腹泻等脾胃疾患。因此此，立秋之后应慎食瓜类水果，脾胃虚寒者尤应禁忌。

忌食用辛辣、刺激的食物。辛辣刺激食物会起到剩湿生热的作用，不利于脾胃的消化运作，而且还有伤阴之弊，在干燥的秋季食用可算是大忌，所以不宜多食。

秋季调养脾胃药膳

桂圆莲芡粥

材料 桂圆肉、莲子、芡实各适量，大米100克。

调料 盐、葱各适量。

做法

1. 大米洗净泡发；芡实、桂圆肉洗净；莲子洗净，挑去莲心；葱洗净，切小段。

2. 锅置火上，注水后，放入大米、芡实、莲子，用大火煮至米粒开花。

3. 再放入桂圆肉，改用小火煮至粥成闻见香味时，放入盐入味，撒上葱花即可。

功效解读 养心安神、补肾健脾、缩尿止遗。

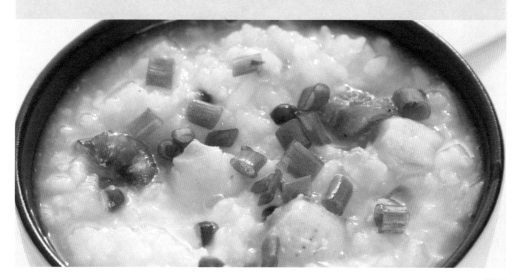

冬、养脾胃最补身

冬季天气寒冷，寒邪易伤体内阳气，中医养生学认为，冬季要根据体质和疾病的需要，有选择性地食用温性食物、药材，可以提高人体的免疫功能，还可改变胃寒脾虚的症状。冬天是最适合进补的季节，脾胃虚弱的人群可以根据自己的身体情况，适量进食补品。

身体虚弱的人，冬季调养脾胃非常重要，但要注意以下事项：

🔍 进行"腹部运动"

可以在每天起床或者入睡前做20~40次仰卧起坐。另外，还可以用"摩腹功"按摩，即仰卧于床，以脐为中心，顺时针用手掌旋转按摩约30次。摩腹运动对调动"脾气"有很强大的作用。

🔍 冬季进补原则

吃温热的食物，温热食物能使肺气直达，固实肾气，但要注意燥热食物不可多食，否则会刺激胃黏膜。饮食宜清淡，尤其中老年人不宜多吃肥腻、油煎、过咸的食物，一定要限制动物脂肪，多吃一些豆类食品和新鲜水果、蔬菜。

🔍 炒热食盐温脾胃

中医上，盐可以调体内元气，并且有驱寒的作用。在厚厚的纱布袋内装上炒热的200克食盐，夜间置于脐上三横指处，可以达到养脾的作用，这是一种健康有效的温脾胃方法。

🔍 胃病患者要补充水分

冬季寒冷，很多人不喜欢喝热水，身体一旦缺乏水分，就容易使血管变脆，缺乏弹性，此时如果再加上工作忙碌、情绪紧张，很容易让胃液大量分泌，造成胃病或溃疡疾病复发、恶化。

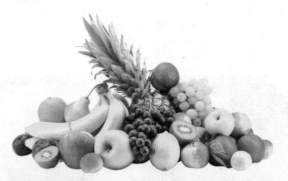

水果红含有丰富的维生素、矿物质、微量元素，利于脾胃的调养。

🔒 冬季养脾胃宜吃的食物	
食物类别	推荐进补食物
谷类、坚果类	紫米、黑荞麦、黑芝麻、腰果、杏仁
蔬菜、水果类	豆类、菠菜、胡萝卜、山药、豇豆、姜、甘蔗
肉类、鱼类	羊肉、猪肚、动物肝脏、牛肚、鲢鱼、带鱼

冬季调养脾胃生活要点

➡ 不要吃太多肉类。油腻食物容易造成脾胃消化不良，可以适量摄取瘦肉。

➡ 冬季容易缺乏维生素，脾胃虚弱的人多吃绿叶蔬菜。

➡ 根据天气及时添加衣服，要注意腹部保暖，以免胃肠道受到寒冷的刺激。

➡ 不要胡乱进补。进补前，要先确定自己的体质，吃适合自己身体的食物。

防止生气伤胃

我们知道胃一有病，整个身体都会觉得虚弱，心情也会因此不好，正是"胃不和则寝不安"。反过来，中医五行学说里，肝属木，脾胃属土，木是克土的，常常生气，心情烦躁就会导致肝受损，从而也影响了胃的健康。因此养脾胃要避免生气，调节人的情绪。

冬季调养脾胃禁忌

➡ **忌用喝酒来御寒。**喝酒让人有温暖、发热的感觉，仅仅是因酒麻痹了人对冷的感觉而已，而且这种热量是暂时的，等酒劲一过，人会更寒冷，并能使抗寒能力减弱或者出现头痛、感冒甚至冻伤等症状。因此，冬季饮酒抗寒只能起短暂的作用，过度饮酒会刺激肝、胃，有害于身体健康。所以冬季忌喝酒抗寒。

➡ **忌吃过多肉类。**冬季可适量摄取肉类，但仍应以容易消化、柔软部位的瘦肉为主，肥肉、热量过高、筋肉粗硬的部位均不宜食用。

冬季调养脾胃药膳

山楂消食汤

材料 山楂10克、麦门冬8克、花菜200克、土豆150克、烟熏肉75克。

调料 盐、黑胡椒粉各适量。

做法

1. 山楂、麦门冬洗净，放入棉布袋中，煎煮，滤取药汁。

2. 花菜洗净，掰成小朵；土豆去皮洗净，切小块；烟熏肉洗净切小丁。

3. 花菜和土豆放入锅中，倒入药汁以大火煮沸，转小火续煮15分钟至土豆变软；加入烟熏肉及调味料，再次煮沸后关火即可。

功效解读 滋阴养胃、消食化积、抗癌。

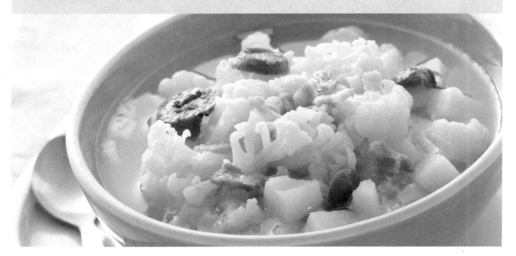

中医观点认为，一天二十四小时可分为不同时段，由不同器官来执行不同的功能。掌握好五脏六腑各自工作的时间，便于我们更好地保养自己的身体。

小肠	07：00 ~ 09：00（辰时）	小肠大量吸收营养的时间，应吃早餐。
脾脏	09：00 ~ 11：00（巳时）	是脾脏排毒的时间，这段时间不宜吃冰，最伤脾脏，影响发育及生育。
心脏	11：00 ~ 13：00（午时）	是心脏工作颠峰时期，也是人体能量最强的时刻，此时心跳次数快速。
小肠	13：00 ~ 15：00（未时）	是小肠吸收养分的时间，过了这个时刻，肠胃功能减弱，故有过午不食的养生之道。
膀胱	15：00 ~ 17：00（申时）	是膀胱排毒的时间，此段时间是下午到健身房运动的好时段，有助于排尿功能。
肾脏	17：00 ~ 19：00（酉时）	是肾脏排毒的时间，此段时间也是到健身房运动的好时段，有助于肾脏排泄毒物的功效。
血液循环	19：00 ~ 21：00（戌时）	是血液循环旺盛的时间，此时血压升高，应该要在家中休息。
免疫系统	21：00 ~ 23：00（巳时）	是人体免疫系统休息与滤毒的时间，也是女性内分泌系统最重要的时候，这时一定要休息，不要再为家人操心，此时适合听音乐、洗澡、为明天作计划，或回想今天作了那些美好的事情，将错误原谅与放下。
胆脏	23：00 ~ 1：00（子时）	是胆的排毒时间，要进入熟睡才能进行，不能只是入睡。
肝脏	01：00 ~ 03：00（丑时）	是肝的排毒时间，也是要熟睡才能进行。夜间工作者每周至少要有一天、每月最少要有一周、每年最少要有四个月能早睡。
肺脏	03：00—05：00（寅时）	是肺脏的排毒时间，肺有问题的人在这个时候咳嗽会较厉害，肺的排毒要做心肺运动才能排出。起床的时间参考当地当季太阳出来的时间，太阳出来后较有氧气，适合做运动，因此正常的人约5点就要起床。
大肠	05：00 ~ 07：00（卯时）	大肠的排毒时间，应上厕所排便。

脾胃调养是一场长期抗战，就算所患的脾胃病的症状已经缓解、消失，但只要一不注意生活方式，病症就会悄悄卷土重来。而借助营养补充食品来减轻脾弱、胃病的痛苦，也是患者的另一选择。

营养辅助食品大部分是天然食品，或是萃取出其已被熟知的某些特定有效成分，下列罗列了目前针对调养脾胃的营养辅助食品和维生素。如果有需要可以询问专业的药师、营养师。

营养辅助食品	功效／适用症状
维生素 A	保护伤口，促进黏膜愈合
B 族维生素	帮助消化，提振食欲
维生素 C	缓解紧张情绪，降低梅核气、胃溃疡等发生的机率
维生素 E	修复黏膜、具抗氧化功能，降低胃癌发生机率
维生素 K	修补受损组织，保护黏膜
啤酒酵母	促进肠胃蠕动，排除消化道内毒素
蜂蜜	增加体内好菌，加速排除幽门螺旋杆菌
猪肚	加速排除消化道毒素，保肠健胃
螺旋藻	补益脾胃，有很强的强健脾胃的功效
胎盘素	改善肠胃系统，避免肠胃细胞癌化
芦荟	保护肠胃黏膜，预防胃溃疡
栗子	可补脾健胃，补肾强筋
豇豆	适合脾胃虚弱者，可防治腹泻、呕吐
牛肉	补脾胃，益气血，宜于脾胃虚弱，食少便稀，慢性泄泻
甲壳素	防止致癌物吸附在消化道上
花粉	增进食欲，健脾，保护胃肠

养脾胃的营养辅助食品一览表

营养辅助食品 维生素名称	功效／适用症状
茄红素	健胃，改善肠道菌丛生态
木瓜酵素	帮助脾胃消化，治疗肠胃炎
葡萄籽	抗氧化，清除体内自由基，保护肠道益菌
共轭亚麻油酸	增加 T 细胞活性，提升免疫功能，抑制胃癌细胞的增长
寡糖类	帮助消化，维持肠胃消化功能运作，增加益菌数
纳豆	保护胃壁，排除肠道毒素
银耳	帮助肠胃蠕动，清除消化道毒素
山楂	健脾消食，增进胃中消化液的分泌，促进消化
芦荟	保护肠胃黏膜，预防胃溃疡
苦茶油	预防胃溃疡、十二指肠溃疡
姜黄	强化肠胃保健功效，减缓慢性胃溃疡相关症状
车前子	帮助消化，促进肠胃蠕动，排除消化道毒素
绿茶	强力抗癌物质，能抑制幽门螺旋杆菌
番石榴茶	抑制胃酸分泌、帮助消化
大蒜	抑制幽门螺旋杆菌，减少胃炎、胃溃疡的发生机率
橄榄油	改善便秘，帮助肠胃消化功能正常运作
明日叶	预防胃溃疡、压力造成的胃酸过多
茯苓	健脾和胃、利水渗湿，适用于消化不良、餐后腹胀、脾胃虚弱患者
砂仁	常见健脾祛湿中药，做菜时放入可当香料
甘草	补脾益气；适用于脾胃虚弱、消化性溃疡患者

保和丸

【功能效用】	消食，导滞，和胃。用于食积停滞，脘腹胀满，嗳腐吞酸，不欲饮食
【食用方法】	口服。一次1~2丸，一日2次，小儿酌减
【注意事项】	➊ 不宜在服药期间同时服用滋补性中药；➋ 高血压、心脏病、糖尿病、肾病等慢性病严重者应在医师指导下服用；➌ 服药3天症状无缓解，应去医院就诊

归脾丸

【功能效用】	益气健脾，养血安神。用于心脾两虚，气短心悸，失眠多梦，头昏头晕，肢倦乏力，食欲不振
【食用方法】	口服，一次8~10丸，一日3次
【注意事项】	➊ 宜饭前服用，忌油腻食物；外感或实热内盛者不宜服用；➋按照用法用量服用，小儿、孕妇、高血压、糖尿病患者应在医师指导下服用

木香槟榔丸

【功能效用】	细菌性痢疾,传染病科。用于湿热内停，赤白痢疾，里急后重，胃肠积滞，脘腹胀痛
【食用方法】	口服，一次3~6克，一日2~3次
【注意事项】	➊ 体虚非实热证的虚胀及津亏大便燥结者不宜使用 ➋ 孕妇禁用

胃苏冲剂

【功能效用】	疏肝理气、和胃通降、消胀止痛，主治胃脘胀痛
【食用方法】	口服，每次15克，每日3次
【注意事项】	➊ 服药期间要保持情绪稳定，切勿恼怒；➋少吃生冷及油腻难消化的食品；➌糖尿病患者及有高血压、心脏病、肝病、肾病等慢性病严重者应在医师指导下服用

启脾丸

【功能效用】	健脾和胃。用于脾胃虚弱，消化不良，腹胀便稀
【食用方法】	口服，一次1丸，一日2~3次
【注意事项】	➊ 节制饮食，不要偏食；➋不宜同时服用藜芦，五灵脂、皂荚及其制剂；➌不宜喝茶和吃萝卜以免影响药效

胃气止痛丸

【功能效用】	疏肝理气、散寒止痛，适用于肝气犯胃型胆汁反流性胃炎胃脘冷痛不适、暖气呕逆、不思饮食
【食用方法】	每日3次，每次10粒，温白开水送服
【注意事项】	➡ 服药期间禁止吃油腻食物；➡服药2周症状无缓解，应去医院就诊；➡儿童必须在成人监护下使用

附子理中丸

【功能效用】	温中健脾。用于脾胃虚寒，脘腹冷痛，呕吐泄泻，手足不温
【食用方法】	口服，大蜜丸一次1丸，一日2～3次
【注意事项】	➡ 忌不易消化食物；高血压、心脏病、肝病、糖尿病等慢性病严重者应在医师指导下服用；➡ 孕妇慎用，哺乳期妇女、儿童应在医师指导下服用；➡ 不宜长期服用

牛黄清胃丸

【功能效用】	清胃泻火，润燥通便，用于心胃火盛，头晕目眩，口舌生疮，牙龈肿痛，乳蛾咽痛，便秘尿赤
【食用方法】	口服，一次2丸，一日2次
【注意事项】	➡ 服用前应除去蜡皮、塑料球壳；➡不可整丸吞服；孕妇禁用

摩罗丹

【功能效用】	和胃降逆，健脾消胀，通络定痛。用于胃疼，胀满，痞闷，纳呆，嗳气，烧心
【食用方法】	口服，一次1～2丸，一日3次，饭前用米汤或温开水送下
【注意事项】	➡ 饮食宜清淡，忌烟、酒及辛辣、生冷、油腻食物；➡忌情绪激动及生闷气；➡儿童、哺乳期妇女、年老体弱者应在医师指导下服用

香砂和胃丸

【功能效用】	健脾开胃，行气化滞。用于脾胃虚弱，消化不良引起的食欲不振，脘腹胀痛，吞酸嘈杂，大便不调
【食用方法】	口服，一次6克，一日2次
【注意事项】	➡ 忌食生冷油腻不易消化食物；➡ 哺乳期妇女慎用；➡ 按照用法用量服用，小儿、年老体弱者应在医师指导下服用；➡ 对该药品过敏者禁用，过敏体质者慎用

人参健脾丸

【功能效用】	健脾开胃，行气化滞。用于脾胃虚弱，消化不良引起的食欲不振，脘腹胀痛，吞酸嘈杂，大便不调
【食用方法】	口服，一次6克，一日2次
【注意事项】	➡ 忌不易消化食物；➡ 心脏病、肝病、糖尿病、高血压、肾病等慢性病严重者应在医师指导下服用；➡ 服药4周症状无缓解，应去医院就诊

四磨汤口服液

【功能效用】	顺气降逆，消积止痛。用于婴幼儿腹胀、腹痛、啼哭不安、厌食纳差；中老年气滞、脘腹胀满、腹痛、便秘
【食用方法】	口服，成人一次20毫升，一日3次；新生儿一次3~5毫升，一日3次；幼儿一次10毫升，一日3次
【注意事项】	➡ 饮食宜清淡，忌烟、酒及辛辣、生冷、油腻食物；➡ 冬天服用时，可将药瓶放置温水中加温5~8分钟后服用

暖胃舒乐颗粒

【功能效用】	温中补虚，调和肝脾，行气止痛。用于脾胃虚寒及肝脾不和所致的脘腹疼痛，腹胀喜温，反酸嗳气；慢性浅表性胃炎见上述症状者
【食用方法】	开水冲服，一次4克，一日3次
【注意事项】	➡ 忌情绪激动及生闷气；➡ 高血压、心脏病、肝病、肾病等慢性病严重者应在医师指导下服用；➡ 服药3天症状无缓解，应去医院就诊

肉蔻四神丸

【功能效用】	温中散寒，补脾止泻。用于大便失调，黎明泻泄，肠泻腹痛，不思饮食，面黄体瘦，腰酸腿软
【食用方法】	口服，一次6克，一日2次
【注意事项】	➡服药期间，要忌生冷油腻食物

复方鸡内金片

【功能效用】	健脾开胃，消食化积。用于脾胃不和引起的食积胀满，饮食停滞，呕吐泄泻
【食用方法】	口服，一次2~4片，一日3次
【注意事项】	➡ 忌食生冷油腻不易消化食物；➡ 小儿用法用量，请咨询医师或药师；➡ 服药三天症状无改善，或出现其他症状时，应立即停用并到医院诊治

养胃舒颗粒

【功能效用】	滋阴养胃。用于慢性胃炎，胃脘灼热，隐隐作痛
【食用方法】	开水冲服，一次1~2袋，一日2次
【注意事项】	➡ 孕妇慎用；➡ 湿热胃痛证及重度胃痛应在医师指导下服用；➡ 服本药三天症状未改善，应停止服用，并去医院就诊；➡ 对该药品过敏者禁用，过敏体质者慎用

四味脾胃舒颗粒

【功能效用】	健脾和胃，消食止痛。用于脾胃虚弱所致的食欲不振，脘腹胀痛，伤食腹泻，小儿疳积
【食用方法】	开水冲服，一次10克，一日3次
【注意事项】	➡ 饮食宜清淡，忌烟、酒及辛辣、生冷、油腻食物；➡ 不宜在服药期间同时服用滋补性中药；➡ 高血压、心脏病、肾病等慢性病严重者应在医师指导下服用

香果健消片

【功能效用】	健胃消食。用于消化不良，气胀饱闷，食积腹痛，胸满腹胀
【食用方法】	口服，一次2~5片，一日3次
【注意事项】	➡ 忌食生冷油腻不易消化食物；➡不适用于口干、舌少津、大便干者；气虚体弱、身倦乏力者不宜服用

正胃胶囊

【功能效用】	慢性胃炎,消化内科
【食用方法】	口服，一次4粒，一日3次
【注意事项】	➡忌食生冷油腻不易消化食物及辛辣刺激性食物；➡孕妇慎用；➡按照用法用量服用，小儿、年老体弱者应在医师指导下服用

醒脾养儿颗粒

【功能效用】	醒脾开胃，养血安神，固肠止泻。用于脾气虚所致的儿童厌食，腹泻便溏，烦燥盗汗，遗尿夜啼
【食用方法】	温开水冲服。一岁以内一次2克，一日2次；一岁至二岁一次4克，一日2次，三岁至六岁一次4克，一日3次
【注意事项】	➡忌食生冷油腻及不易消化食物；➡婴儿应在医师指导下服用

健胃消食片

【功能效用】	健胃消食。用于脾胃虚弱，消化不良
【食用方法】	口服或咀嚼，一次3片，一日3次
【注意事项】	● 饮食宜清淡，忌食辛辣、生冷、油腻食物；孕妇及哺乳期妇女慎用；● 高血压、心脏病、肝病、糖尿病、肾病等慢性病严重者应在医师指导下服用

参苓健脾胃颗粒

【功能效用】	补脾健胃，利湿止泻。用于脾胃虚弱，饮食不消，或泻或吐，形瘦色萎，神疲乏力
【食用方法】	开水冲服。一次10克，一日2次
【注意事项】	● 孕妇禁用；糖尿病患者禁服；忌辛辣、生冷、油腻食物；● 该药品宜饭前服用

木香顺气丸

【功能效用】	行气化湿，健脾和胃，用于脘腹胀痛，恶心，暖气
【食用方法】	口服，一次6~9克，一日2~3次
【注意事项】	● 孕妇禁用；糖尿病患者禁服；● 忌食生冷油腻及不易消化食物

生活轻图典，本本都经典!（全套14册）

精美高清的全彩图片，严谨科学的实用内容
精致紧凑的装帧设计，打造国内最具影响力的生活图文书品牌!

图解生活书第一品牌 全民养生生活的定义者和引导者

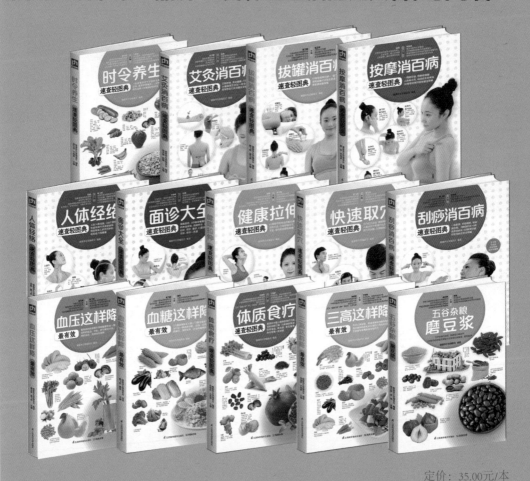

定价：35.00元/本

江苏科学技术出版社

含章·名医话健康系列（全套10册）

全国27位名院名医联手打造，求医找名医
中国居民养生第一超图典，一书抵上一百个专家号

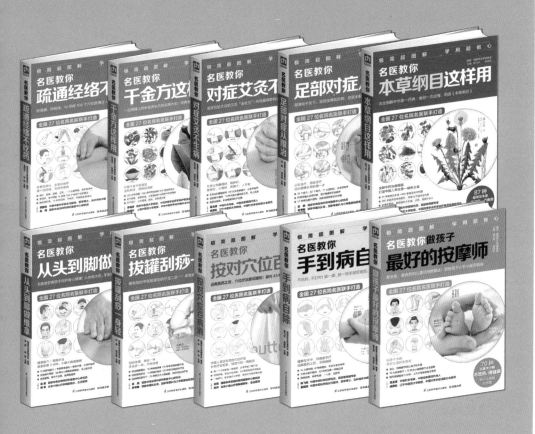

定价：45.00元/本

江苏科学技术出版社

- ◆ 名医教你本草纲目这样用
- ◆ 名医教你手到病自除
- ◆ 名医教你千金方这样用
- ◆ 名医教你做孩子最好的按摩师
- ◆ 名医教你对症艾灸不生病
- ◆ 名医教你从头到脚做推拿
- ◆ 名医教你按对穴位百病消
- ◆ 名医教你足部对症从跟治
- ◆ 名医教你拔罐刮痧一身轻
- ◆ 名医教你疏通经络不吃药

图书在版编目（CIP）数据

陈飞松图说养好脾胃人不老 / 陈飞松主编. -- 南京:
江苏凤凰科学技术出版社, 2014.8（2020.11 重印）

ISBN 978-7-5537-3219-0

Ⅰ.①陈… Ⅱ.①陈… Ⅲ.①脾胃病－养生（中医）
－图解 Ⅳ.①R256.3-64

中国版本图书馆CIP数据核字(2014)第107214号

陈飞松图说养好脾胃人不老

主　　　编　陈飞松
责 任 编 辑　樊　明　　葛　昀
责 任 监 制　方　晨

出 版 发 行　江苏凤凰科学技术出版社
出版社地址　南京市湖南路 1 号 A 楼，邮编：210009
出版社网址　http://www.pspress.cn
印　　　刷　文畅阁印刷有限公司

开　　　本　718mm×1000mm　1/16
印　　　张　15
字　　　数　210 000
版　　　次　2014年8月第1版
印　　　次　2020年11月第3次印刷

标 准 书 号　ISBN 978-7-5537-3219-0
定　　　价　39.80元

图书如有印装质量问题，可随时向我社出版科调换。